おいしい！カラダにいい！
# 糖質OFF こんにゃく料理レシピ

管理栄養士 **金丸 絵里加**

監修：こんにゃくパーク

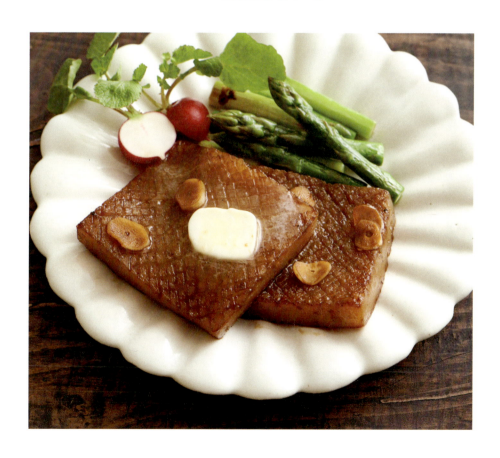

朝日出版社

## CONTENTS

- 4 こんにゃくのパワーのひみつ
- 6 こんにゃくは、生活習慣病を予防し腸内環境を高める名脇役！
- 8 こんにゃくは美味しい！
- 10 ふた手間でうんと美味しく！下ごしらえ 2つのコツ
- 11 知っていれば、アレンジ自由自在 調理別 3つのコツ
- 12 もっともっと美味しく楽しむ！こんにゃくレシピ

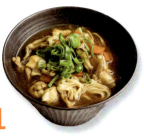

## PART 1
### これ一皿でおなか満足！
### 主食になるこんにゃくレシピ

- 14 汁なし担々麺
- 16 こんにゃくグラタン
- 18 米なし卵チャーハン
- 19 ソース焼きそば
- 20 きのこのクリームパスタ風
- 21 こんにゃくナポリタン
- 22 酸辣湯蒟蒻麺
- 23 オムライス風こんにゃく
- 24 にんにくバターみそ麺
- 25 カレーうどん風こんにゃく
- 26 こんにゃくパッタイ

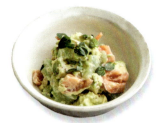

## PART 2
### こんにゃくの新しい魅力を発見！
### 低カロ＆糖質オフのおつまみ

- 28 塩もつ煮風煮込み
- 30 こんにゃくのごまだれ炒め
- 32 こんにゃくのから揚げ
- 33 こんにゃくともち麦のサラダ
- 34 にんじんとしらたきのラペ
- 35 エビアボカドのサラダ
- 36 焼きこんにゃく
- 37 こんにゃくのバルサミコ酢炒め
- 38 ゴーヤーの洋風チャンプルー
- 39 小結びしらたきのトマトスパイス煮
- 40 こんにゃくのカレー炒め
- 41 こんにゃくの甘辛炒め
  刺し身こんにゃくの酢みそ和え
- 42 刺し身こんにゃくのセビーチェ
- 43 砂肝とこんにゃくのカレー炒め
  しらたきのヤムウンセン
- 44 こんにゃくの白和え
  しらたきときゅうりの酢の物

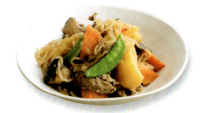

# PART 3
ボリューム満点！　ご飯にもぴったり！

## こんにゃくの
## メインおかず

- 46　こんにゃくつくね
- 47　糸こんチャプチェ
- 48　こんにゃくとサバのコチュジャン煮
- 49　肉じゃが
- 50　こんにゃくと鶏肉のおろし煮
- 51　しらたきの卵とじ
- 52　こんにゃくとサケの粕煮
- 53　こんにゃく2種おでん
- 54　結びしらたきの肉巻き
- 55　結びしらたきのチリソース煮
- 56　こんにゃくステーキ
- 57　こんにゃくの角煮風
- 58　こんにゃくとかぼちゃの煮込み
- 59　こんにゃくのマスタードクリーム煮
- 60　こんにゃくバーグのトマト煮込み
- 61　こんにゃくチンジャオロースー
- 62　しらたきと大豆もやしのピリ辛煮込み
- 63　昆布締めこんにゃくのカルパッチョ
- 64　こんにゃくのそぼろ煮
- 65　こんにゃくと厚揚げのトマトチーズ煮
- 66　こんにゃくとズッキーニのエスニック炒め

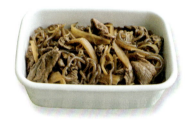

# PART 4
どんどん美味しくなる！

## こんにゃくの
## つくりおき

- 68　チリビーンズこんにゃく
- 69　こんにゃくの梅ピクルス
- 70　鶏手羽中とこんにゃくの煮物
- 71　しらたきのたらこ炒め
- 72　クーブイリチー
- 73　こんにゃくそぼろ納豆
- 74　糸こんのしぐれ煮
- 75　ピリ辛こんにゃく
- 76　ラタトゥイユ
- 77　こんにゃくきんぴら

- 78　大人気の「こんにゃくパーク」ってどんなところ？

# こんにゃくの
# パワーのひみつ

## 健康

| グルコマンナン（食物繊維） | 水酸化カルシウム |

過食を防いで、生活習慣病を予防。便通を正常に保ち、腸内環境改善に役立つ

日本人が食生活で不足しがちなカルシウムを補給

こんにゃく芋には、"グルコマンナン"という水溶性食物繊維がたっぷり。その量は、こんにゃく1枚（約250g）で特定保健用食品の規格基準をクリアするほどです。ただし、こんにゃくは、製造過程において凝固剤（水酸化カルシウム）を使って作られているため、食物繊維は水溶性から非水溶性に変わっているのです。非水溶性食物繊維を含むこんにゃくは、低カロリーで満腹感が得られやすく、過食を防いで生活習慣病の予防に役立ちます。また、便のカサを増して便通の改善に寄与し、腸内環境を改善してくれます。

## 美容

| セラミド |

↓

美肌＆美髪効果が期待できる保水成分

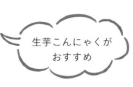

生芋こんにゃくがおすすめ

皮膚や髪の毛のうるおいを守る保水成分"セラミド"。こんにゃく芋には、このセラミドが豊富に含まれています。米や大豆、ほうれん草、ヨーグルトなど、セラミドが多い食品と比べても、その量は7～15倍。毎日の食事に摂り入れることで美肌＆美髪効果が期待できます。しかし、セラミドはこんにゃく芋を粉にすると失われてしまいます。美容効果に期待するならば、普通のこんにゃくではなく、「生芋こんにゃく」がおすすめです。

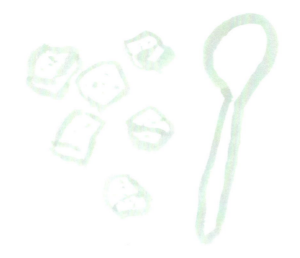

# ダイエット

　こんにゃくに含まれる"グルコマンナン"は、人の消化酵素では消化されない食物繊維。小腸で消化されないので、固形物のまま大腸に達します。水分を吸収したグルコマンナンはカサを増し、やんわりと大腸を刺激。有害物質を排出させて、おなかすっきり＆便秘解消。こんにゃくは、低カロリー＆低糖質で満腹感をみたし、便通も改善するなど、ダイエット効果を遺憾なく発揮する優れものです。

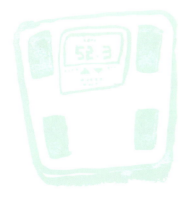

◎**低糖質、低カロリーの食品の比較**（100g中）

こんにゃく
- 糖質 **0**g
- エネルギー **5**kcal

しらたき
- 糖質 **0.1**g
- エネルギー **6**kcal

えのきたけ
- 糖質 **3.7**g
- エネルギー **22**kcal

乾燥わかめ
- 糖質 **0.1**g
- エネルギー **17**kcal

レタス
- 糖質 **1.7**g
- エネルギー **12**kcal

※参考文献：日本食品標準成分表2015年版（七訂）

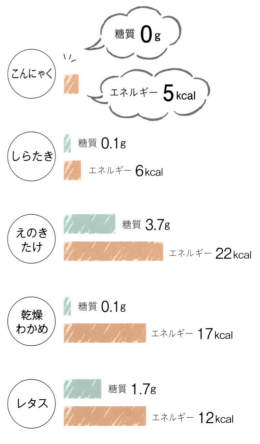

# こんにゃくは、生活習慣病を予防し腸内環境を高める名脇役！

池谷敏郎（医師）

健康コラム

　こんにゃくは原料こそ「水溶性食物繊維」ですが、製品になるとグルコマンナンが水分を取り込んで凝固した「不溶性食物繊維」の食材。水に溶けないので、たくさん食べてもほぼ消化されない状態で排泄されます。つまり、便のかさを増やすことで腸内を掃除する働きを担っています。食べ応えがあるので、よく噛むことを促して食べ過ぎを防ぐことができ、食欲旺盛な人やメタボ気味の人にオススメ。習慣的に摂り入れることで生活習慣病の改善にも役立ちます。

　この"こんにゃくパワー"をさらに発揮させるコツがあります。それは、キャベツ、ニンジン、トマト、わかめ、もずく等「水溶性食物繊維」を含む食材と一緒にバランスよく食べること。水溶性食物繊維には、水に溶けることで腸内細菌のエサとなり、腸内を健康に保つ働きがあります。また、血糖値の上昇を抑えたり、余分な脂や塩分を絡め取って排泄するなどして、生活習慣病の予防に役立つと期待されているのです。

　しかし、それぞれを主菜、副菜、汁物で献立に組み込むだけでも十分効果的。つまり、こんにゃくはたとえ少量でも私たちの健康を支えるカギとなるスーパー食材なのです。例えるなら、テレビ・ドラマでいうところの「名脇役」。主役やほかの脇役たちとタッグを組むことで、一つの素晴らしいドラマ（＝腸内環境）を完成させることができるのです。こんにゃくと水溶性食物繊維が並ぶ食卓、これこそがまさに生活習慣病を予防して腸環境を高めるコンビ！　割合としては『水溶性食物繊維：非水溶性食物繊維＝２：１』が良いとされています。

◎水溶性食物繊維を含む食材

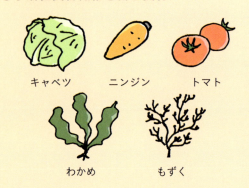

キャベツ　　ニンジン　　トマト

わかめ　　もずく

**池谷敏郎** Toshiro Iketani
池谷医院院長。医学博士。
1962年、東京都生まれ。1988年、東京医科大学医学部卒業後、同大学病院第二内科入局。1997年、医療法人社団・池谷医院院長兼理事長に就任。東京医科大学客員講師、日本内科学会認定総合内科専門医、日本循環器学会認定循環器専門医。テレビ番組『世界一受けたい授業』『林修の今でしょ！講座』『深層NEWS』『モーニングショー』などに出演、わかりやすい医学解説が好評を博している。著書に『血管の名医が教える15歳若返る習慣』（三笠書房〈知的生きかた文庫〉）、『血管・骨・筋肉を強くする！ゾンビ体操』（アスコム）『人は血管から老化する』（青春出版社）『ダイエットの新習慣』（朝日出版社）など多数。

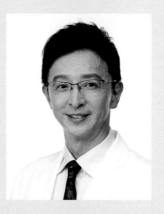

## ダイエットはもちろん、**老化防止**にもいい！

　バランスのとれた食物繊維を摂取することで腸内環境が整えば、免疫力がアップ。さらに、体に必要な栄養素をきちんと消化吸収できるようになるので、健康効果はもちろん、美肌効果も期待できます。水溶性食物繊維は腸の善玉菌によって「短鎖脂肪酸」となります。短鎖脂肪酸には脂肪燃焼を促したり、脂肪細胞に脂肪が蓄積するのを防ぐ働きがあることがわかっています。また、便秘の解消がダイエットにも役立ちます。肝臓で合成される「胆汁酸」は、腸内へと流れて脂肪吸収に関わりますが、脂肪を燃やす司令塔のような働きがあることもわかっています。便の色はそこに含まれる胆汁酸の色なのですが、便とともに古い胆汁酸がどんどん排泄されれば、脂肪燃焼を促す効果の高い新しい胆汁酸が次々と肝臓で作られるのです。

## こんにゃくは**動脈硬化**にも効果的！

　こんにゃくには、カルシウムも含まれています。実は、カルシウムは血圧に関係する栄養素。カルシウムの摂取量が少なくなることで生じる問題は、骨粗鬆症だけではありません。カルシウムが不足すると、骨からカルシウムが溶け出すようになります。溶け出したカルシウムは血管の壁にくっついてしまい、血管の硬化を引き起こします。硬化した血管は血圧上昇を招き、動脈硬化の進行に拍車がかかります。カルシウム不足を解消するための食材というと、魚を骨ごと食べたり、牛乳を飲んだりするイメージがあるかもしれませんが、毎日の食事にこんにゃくを加えることで、手軽にカルシウム不足を解消し、丈夫な骨としなやかな血管を維持して健康寿命を延ばしましょう！

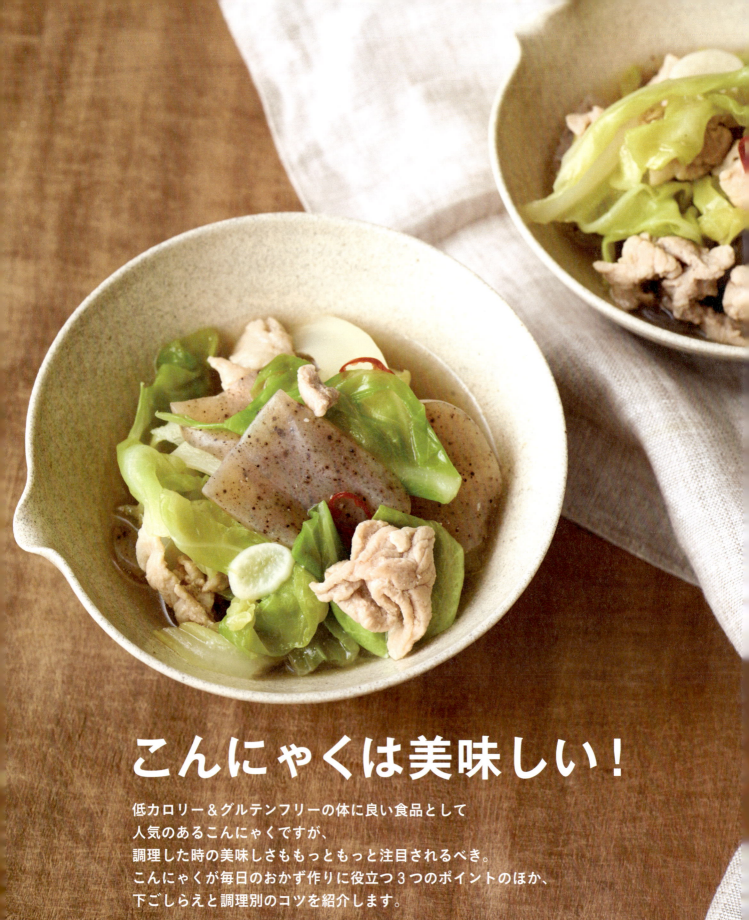

# こんにゃくは美味しい！

低カロリー＆グルテンフリーの体に良い食品として
人気のあるこんにゃくですが、
調理した時の美味しさももっともっと注目されるべき。
こんにゃくが毎日のおかず作りに役立つ3つのポイントのほか、
下ごしらえと調理別のコツを紹介します。

## 旨味がしみ込む＆タレがからむ

こんにゃくは、味にほとんど主張がないことがポイントのひとつ。つまり、どんな味付けも受け入れられる万能食品なのです。煮もののほか、時間をおくと味がなじむような「作りおきおかず（P67）」にもぴったりです。

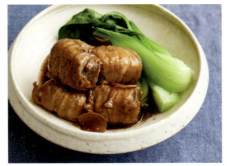
こんにゃくの角煮風（P57）

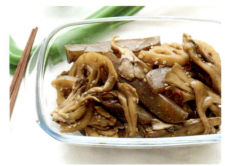
こんにゃくきんぴら（P77）

## まるで肉!?　食べごたえ満点

ぷるぷるとした食感は、こんにゃく特有のもの。下ごしらえの時に、さらにしっかりと中から水分を抜くことで、歯ごたえを残して調理することができます。味付けによっては、まるで肉のように感じられますよ。

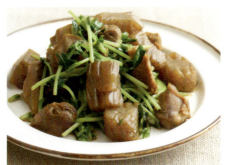
砂肝とこんにゃくのカレー炒め（P43）

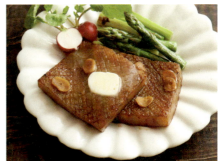
こんにゃくステーキ（P56）

## 手軽で美味しい麺タイプも豊富

昨今のこんにゃくは形状も多種多様。麺のように加工したものもたくさん出回っています。中華麺タイプ、平麺タイプ、パスタタイプなど、色や味、食感もメーカーによって様々なので、色々と試してみると楽しいかも！

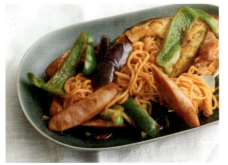
こんにゃくナポリタン（P21）

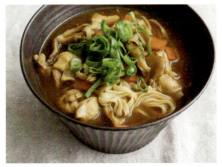
カレーうどん風こんにゃく（P25）

## ふた手間でうんと美味しく！

### 下ごしらえ 2つのコツ

美味しいこんにゃく料理は、その下ごしらえにかかっています。
実践したいのは、大きく2つ。
これだけ覚えておけば、仕上がりに大きな差が出ますよ！

### 1 下ゆでをする

**理由その1 こんにゃくのアク抜きのため**

沸騰した湯で3〜5分ゆでることで、しっかりアクを抜きましょう。

**理由その2 こんにゃくの水分をほどよく抜くため**

ゆでることで余分な水分が抜け、味がしみ込みやすくなります。

※熱湯からではなく、水からゆでても大差はありません。
※パッケージに「アク抜き済」と表示してあるものは、よく洗うだけでOK！

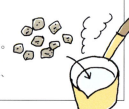

### 2 水けをきる

**理由その1 アクが溶け出ているから**

ゆでた後の湯には、アクが溶け出しています。しっかり水気をきりましょう。

**理由その2 味付けが薄まらないから**

基本は、ザルに上げて水気をきること。炒め料理はから煎り、生で食べる場合はキッチンペーパーで挟んでしっかりとふきましょう。

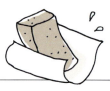

知っていれば、アレンジ自由自在

## 調理別 3つのコツ

本書のレシピでも使っている調理のコツ。
ご自分でオリジナルのこんにゃく料理を作るときにも、きっと役立ちます。

### 1 焼く

グルテンフリーを気にしない人は、片栗粉をまぶしてから焼くと、モチモチ食感に。味もなじみやすく、美味しく仕上がります。

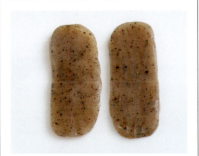

**おすすめ▶** 塩、こしょうなどで薄めに切って表面に切り目を入れ、下味を付けると◎。

### 2 炒める

一緒に調理する食材と大きさを揃えると◎。まずは、こんにゃくだけをから煎りして水けを完全にとばすとよいでしょう。

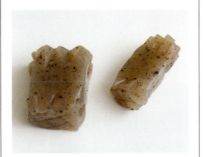

**おすすめ▶** 食べごたえが出るように、ほどよく大きめに。格子状に切り目を入れると味がなじむ。

### 3 煮る

ふだんよりも、「だし汁（水）は少なめ、調味料は多め」に。味を含ませるように、煮汁をからめながら煮ると美味しくなります。

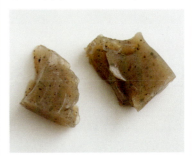

**おすすめ▶** 手やスプーンなどでちぎるとよい。包丁でカットするよりも凹凸が増え、タレや煮汁がからむ。

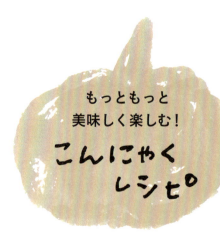

## もっともっと美味しく楽しむ！こんにゃくレシピ

私たち日本人にとっては、
昔ながらでおなじみの食品ですが、
こんにゃくには可能性がいっぱい。
今や、世界でも注目され始めたこんにゃくを
もっともっと美味しく楽しみましょう。

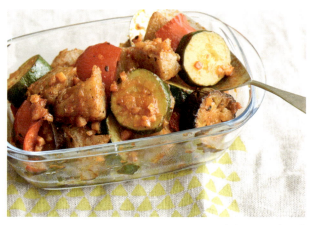

ラタトゥイユ (P76)

## 生芋こんにゃくに注目！

こんにゃく粉からではなく、こんにゃく芋をすりおろして作るのが生芋こんにゃく。やわらかい口あたりで、味がしみこみやすいのが特長です。普通のこんにゃくだと若干なじみにくいクリーム系の味付けも、生芋こんにゃくだと上手になじみます。フレッシュなので、こんにゃくの美味しさをダイレクトに楽しむレシピにもおすすめです。普通のこんにゃくを包丁の背やめん棒で軽くたたいて繊維を壊すと、似た食感になりますよ。

## 歯ごたえを増し増し！

そのままでも十分に食べごたえがありますが、半冷凍することで歯ごたえをアップさせることができます。こんにゃくは使いたい大きさに切って沸騰した湯で3〜5分ゆでてザルに上げ、粗熱が取れたら、1〜2時間冷凍庫へ。完全に凍らせるのではなく、半凍りにしてから調理することで、砂肝のようなコリコリとした食感が楽しめます。

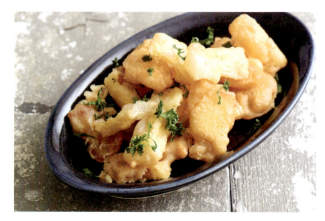

こんにゃくのから揚げ (P32)

## ワールドワイドな味付けで！

こんにゃくというと、和風のイメージが強いですが、トマト味やバルサミコ酢、ナンプラーなどのエスニック味とも意外と相性が良いのです。ぜひ、いつもと違った味付けにもチャレンジしてみてください。

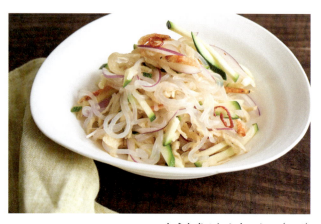

しらたきのヤムウンセン (P43)

# PART 1

これ一皿でおなか満足！
## 主食になるこんにゃくレシピ

米や麺の代わりに、こんにゃくを使用した主食レシピ。肉や魚なども加えているので、栄養バランスも◎。がっつりと食べられるのに、胃もたれしにくいのもポイントです。ツルツル、するするとおなかに入っていくので、夜食にもぴったり！

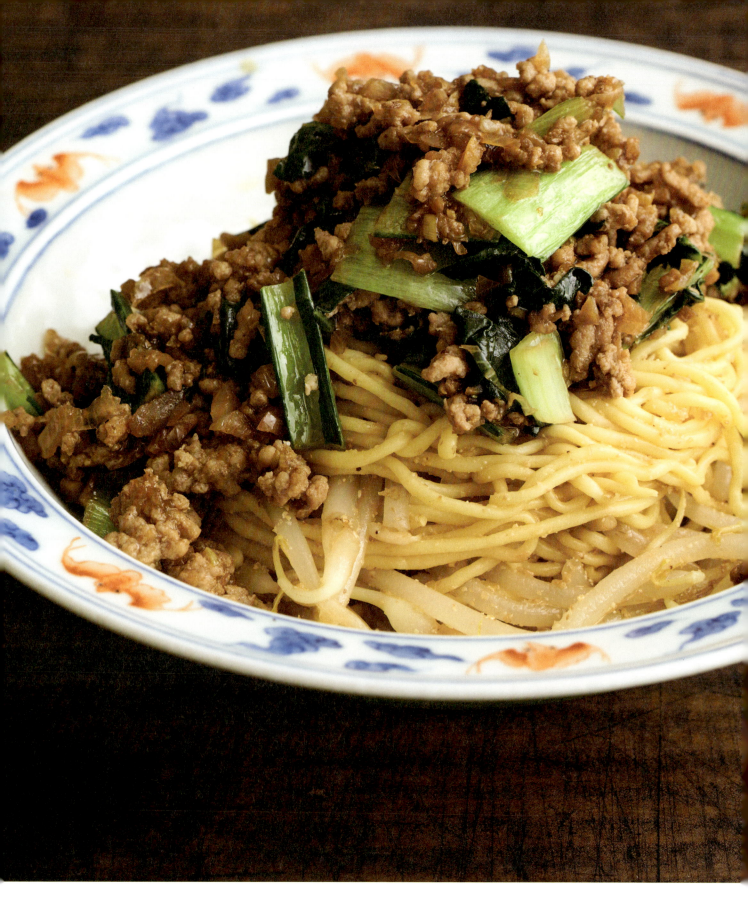

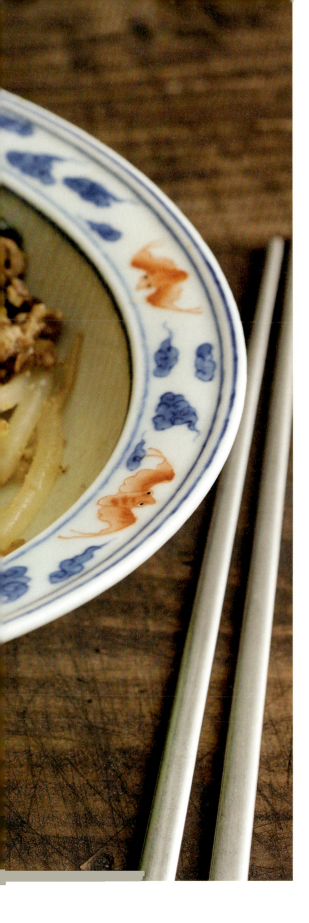

本場の味で満足度120%
## 汁なし担々麺

1人分糖質 **5.15g** / **351 kcal**

### 材料（2人分）

こんにゃく麺……2袋（360g）
もやし……1袋
A ┌ すり白ごま……大さじ2
　├ しょうゆ……大さじ½
　├ 鶏がらスープの素……小さじ1
　├ 酢……小さじ1
　└ ラー油……小さじ1
小松菜……3株（約80g）
豚ひき肉……150g
B ┌ 長ねぎ（みじん切り）……⅓本分
　├ 味付けザーサイ（粗みじん切り）……20g
　└ テンメンジャン……小さじ2
ごま油……小さじ1

### 作り方

1. 鍋にたっぷりの湯を沸かし、もやしをゆでて取り出す。同じ湯にこんにゃく麺を入れて3〜5分ゆで、ザルに上げて水けをしっかりとる。
2. ボウルにAを入れて混ぜ、1を加えてよく混ぜ、味をなじませておく。
3. 小松菜は2〜3cm長さのざく切りにする。
4. 鍋にごま油を中火で熱し、ひき肉を炒める。肉の色が変わってきたら、Bを加えて炒める。汁けがなくなったら、小松菜を加えて火が通るまで炒め合わせる。
5. 器に2をタレごと盛り、4をのせる。

**Point**
ここでは、ラーメンタイプのこんにゃく麺を使用していますが、白滝や糸こんにゃくでも代用できます。

PART 1　主食になるこんにゃくレシピ

クリーミーなのにヘルシー！
# こんにゃくグラタン

1人分糖質 **9.2g** / **276kcal**

### 材料（2人分）

- 白こんにゃく……1枚（180g）
- マッシュルーム……4個
- かぼちゃ……60g
- 鶏もも肉……120g
- 塩・こしょう……各少々
- ブロッコリー……4房
- 水……½カップ（100ml）
- コンソメスープの素（顆粒）……小さじ1
- 牛乳……¾カップ（150ml）
- ピザ用チーズ……20g
- オリーブ油……大さじ½

### 作り方

1. こんにゃくは縦半分にしてから1cm幅に切り、沸騰した湯で3～5分ゆでてザルに上げる。マッシュルームは薄切りにし、かぼちゃは1cm角に切る。鶏肉はひと口大よりやや小さめに切り、塩、こしょうをまぶしておく。
2. フライパンにオリーブ油を中火で熱し、鶏肉を並べ入れて焼く。肉の色が変わってきたら、1の野菜とブロッコリー、こんにゃくを加え、水とコンソメを入れて混ぜる。
3. 煮立ったらふたをして、時々かき混ぜながら10分煮る。かぼちゃが煮くずれてとろっとしてきたら、牛乳を加えて温め、塩、こしょう各少々（分量外）で味を調える。
4. グラタン皿に3を入れてチーズをのせ、オーブントースターでチーズが溶けてこんがりと色づくまで約10分焼く。

**Point**

マカロニの代わりにこんにゃくを使い、さらりとスープ風に仕上げるヘルシーなグラタンです。

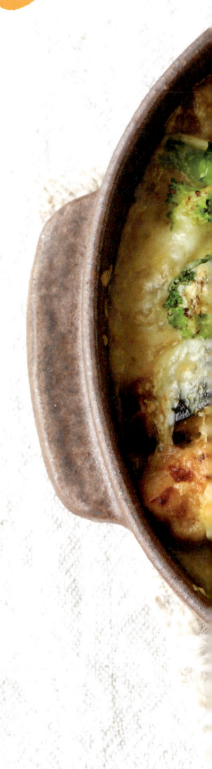

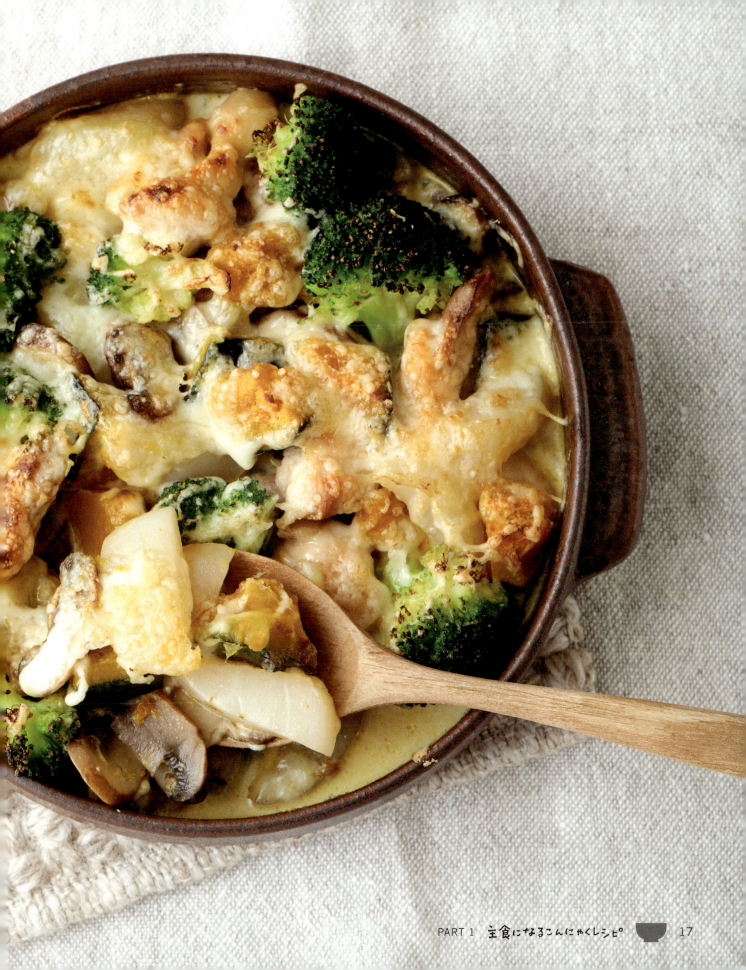

PART 1　主食になるこんにゃくレシピ　　17

# こんにゃくと豆腐でカサ増し！
## 米なし卵チャーハン

1人分糖質 **7.3g** / **304kcal**

### 材料（2人分）

- 粒こんにゃく……150g
- 木綿豆腐……2/3丁（約200g）
- 卵……2個
- 塩……小さじ1/4
- A
  - しょうが（みじん切り）……1/2片分
  - 焼き豚（粗みじん切り）……約80g
  - 長ねぎ（みじん切り）……1本分
- B
  - 酒……大さじ1
  - 鶏がらスープの素（顆粒）……小さじ1
  - しょうゆ……小さじ2
  - こしょう……少々
- ごま油……大さじ1

### 作り方

1. 粒こんにゃくは一度ザルに上げて水けをきってから、さっと水洗いをして再びザルに上げ、キッチンペーパーで挟んで水けをしっかりと取る。
2. 豆腐はキッチンペーパーで包み、600Wの電子レンジで3分加熱して水けをきってから、粗熱が取れたら細かくほぐす。
3. ボウルに卵を割りほぐして、塩を加えて混ぜる。フライパンにごま油大さじ1/2を強火で熱し、卵液を流し入れて箸で大きくかき混ぜ、ふんわりとしたら取り出す。
4. 同じフライパンに1の粒こんにゃくを入れて水分をとばすようにして炒め、Aと残りのごま油を加えて炒め合わせる。2の豆腐を加えてさらにほぐしながら炒める。Bを回し入れ、さらに水分をとばすようにして炒めたら、3の卵を戻し入れる。手早く混ぜ、器に盛る。

**Point**
粒こんにゃくがなければ、白こんにゃくや白滝、糸こんにゃくを米粒くらいの大きさに刻んで使います。

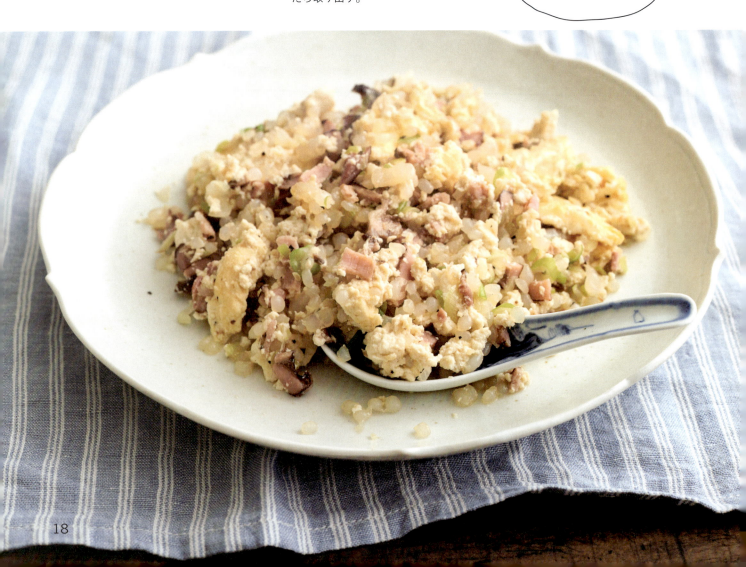

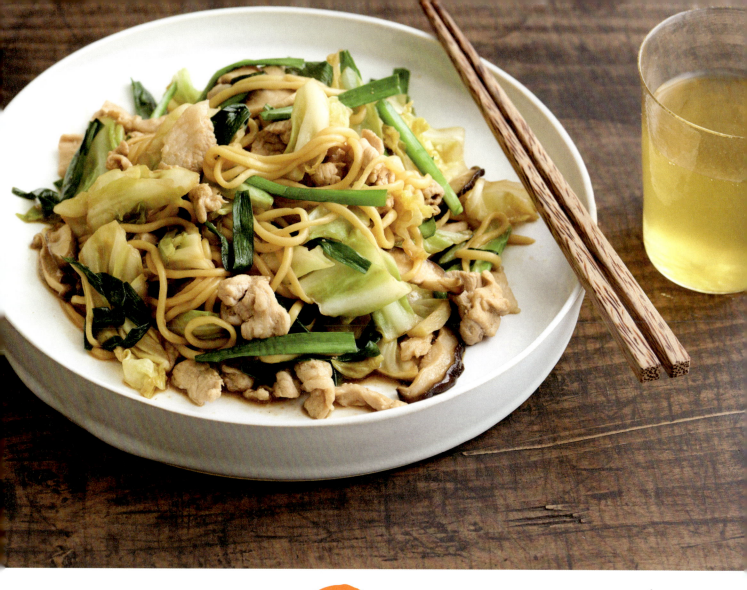

## おなじみの味&いつもの見た目
# ソース焼きそば

1人分糖質 **6.4g** / **317kcal**

**Point** ここでは、焼きそば用のこんにゃく麺を使用していますが、白滝や糸こんにゃくでも代用できます。

### 材料（2人分）

- こんにゃく麺……2袋（360g）
- 豚こま切れ肉……160g
- 塩・こしょう……各少々
- ニラ……½束
- キャベツ……3〜4枚
- 生しいたけ……3枚
- A ┌ オイスターソース……大さじ2
　　└ しょうゆ……小さじ2
- ごま油……大さじ1

### 作り方

1. こんにゃく麺は沸騰した湯で3〜5分ゆでてザルに上げ、水けをきる。
2. 豚肉は大きければ半分に切り、塩、こしょうをふる。ニラは4cm長さに切り、キャベツは3cm角に切り、しいたけは軸を取って薄切りにする。
3. フライパンにごま油小さじ1を中火で熱し、こんにゃく麺を入れて水分がとぶまで炒め、一度取り出す。
4. 同じフライパンをさっとふいて、残りのごま油を熱し、豚肉を入れて炒める。肉の色が変わってきたら、キャベツとしいたけを加えて炒め、しんなりしてきたらこんにゃく麺を戻し入れて炒め合わせる。
5. Aを加えてこんにゃく麺をほぐしながら炒め、汁けがなくなったら、ニラを加えて手早く炒め合わせる。

3種類のきのこで旨味アップ！
# きのこのクリームパスタ風

1人分糖質 **2.4**g　**417**kcal

## 材料（2人分）

- こんにゃく麺……2袋（360g）
- マッシュルーム……6個
- しめじ……1パック
- エリンギ……1本
- ほうれん草……½束（100g）
- 生鮭……大1切れ（120g）
- 水……½カップ（50ml）
- コンソメスープの素（顆粒）……小さじ1
- 生クリーム……½カップ（100ml）
- 塩・こしょう……各少々
- バター……15g

## 作り方

1. こんにゃく麺は沸騰した湯で3～5分ゆでてザルに上げ、水けをきる。
2. ほうれん草は4cm長さに切り、さっとゆでて水けを絞る。マッシュルームは薄切りにし、しめじは小房にほぐし、エリンギは縦半分に切ってから斜め薄切りにする。鮭はひと口大のそぎ切りにする。
3. フライパンにバターを中火で熱し、溶けてきたら鮭を並べ入れる。両面をさっと焼いて一度取り出す。同じフライパンにきのこ類を加えて炒め、1を加えて軽く混ぜ、水とコンソメを加えてそのまま4～5分煮る。
4. 生クリームを加えたら弱めの中火にして煮つめ、鮭を戻し入れてほうれん草を加える。とろみがついたら、塩、こしょうで味を調えて器に盛る。

### Point

きのこは1種類でもOKですが、いくつか組み合わせることで旨味が増します。鮭はさっと焼いたら一度取り出し、くずれないように仕上げます。

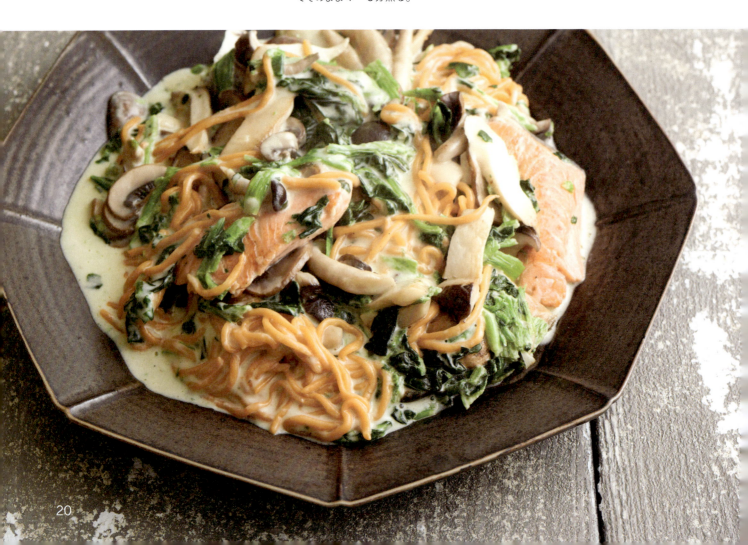

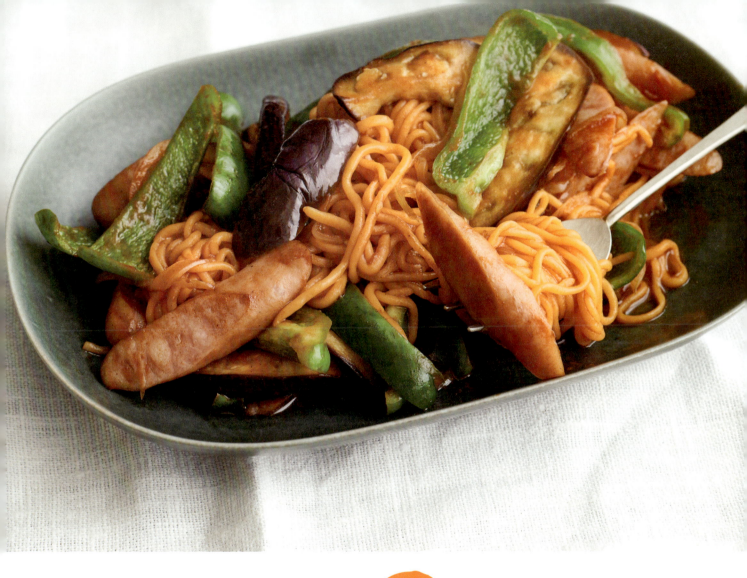

### 昔ながらの喫茶店の味わい
# こんにゃくナポリタン

1人分糖質 **13.6g** / **356 kcal**

#### 材料（2人分）

こんにゃく麺……2袋（360g）
なす……大1本
玉ねぎ……¼個
ピーマン……2個
ウインナソーセージ……6本
にんにく（みじん切り）……½片分
A［ トマトケチャップ……大さじ4
　　ウスターソース……小さじ2
　　白ワイン……大さじ1 ］
オリーブ油……大さじ1

#### 作り方

1. こんにゃく麺は沸騰した湯で3〜5分ゆでてザルに上げ、水けをきる。フライパンに入れて中火にかけ、水分がとぶまで炒めて一度取り出す。
2. なすは縦半分に切ってから斜め薄切りにし、玉ねぎは縦薄切りにする。ピーマンは縦8等分に切り、ソーセージは斜め薄切りにする。
3. 1のフライパンにオリーブ油とにんにくを入れて熱し、なすを入れて強火で両面を焼く。焼き色がついたら端に寄せ、ソーセージを入れて焼き目をつける。玉ねぎ、ピーマン、1のこんにゃく麺を加えて全体を炒め合わせ、Aを加えてなじむまで炒め煮にする。

> **Point**
> パスタ用のこんにゃく麺を使用していますが、白滝や糸こんにゃくでも代用できます。好みで粉チーズをかけて。

## ふんわり卵＆さっぱりスープ
# 酸辣湯蒟蒻麺（サンラータンこんにゃく）

1人分糖質 **13g** / **244kcal**

### 材料（2人分）

- こんにゃく麺……2袋（360g）
- ハム……4枚
- 生しいたけ……3枚
- 白菜……2枚（100g）
- A
  - 赤唐辛子（輪切り）……½本分
  - しょうゆ……大さじ1½
  - 鶏がらスープの素（顆粒）……小さじ1
  - みりん……小さじ2
  - 水……3カップ（600ml）
- 片栗粉……大さじ2
- 溶き卵……1個分
- 酢……大さじ2
- ラー油……適宜

### 作り方

1. こんにゃく麺は沸騰した湯で3～5分ゆでてザルに上げ、水けをきる。
2. ハムは細切りにする。しいたけは軸を取って薄切りにし、白菜は細切りにする。
3. 鍋にAを入れて強火にかけ、煮立ったら1と2を加えて、混ぜながら4～5分煮る。
4. 片栗粉に水大さじ2（分量外）を加えて溶き、3に加えてとろみをつける。溶き卵を細く流しながら回し入れ、酢とラー油を加えて混ぜたら火を止める。

**Point** 水溶き片栗粉でとろみをつけることでアツアツが持続。スープが冷めにくくなります。

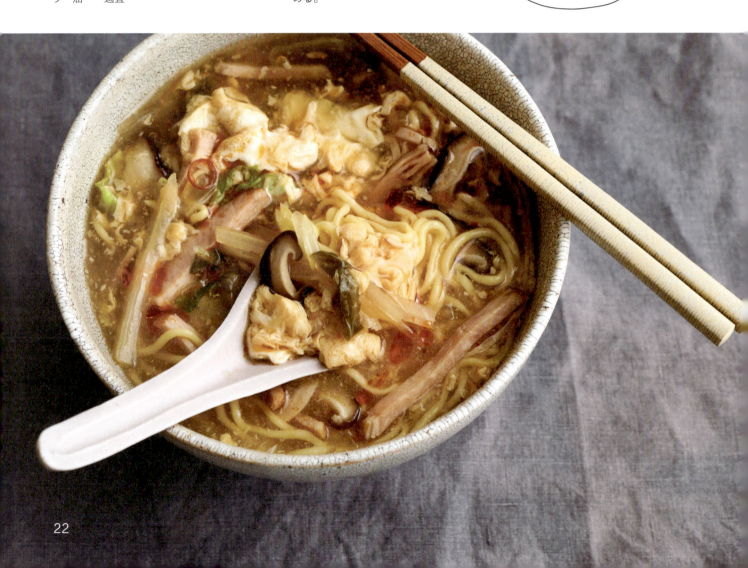

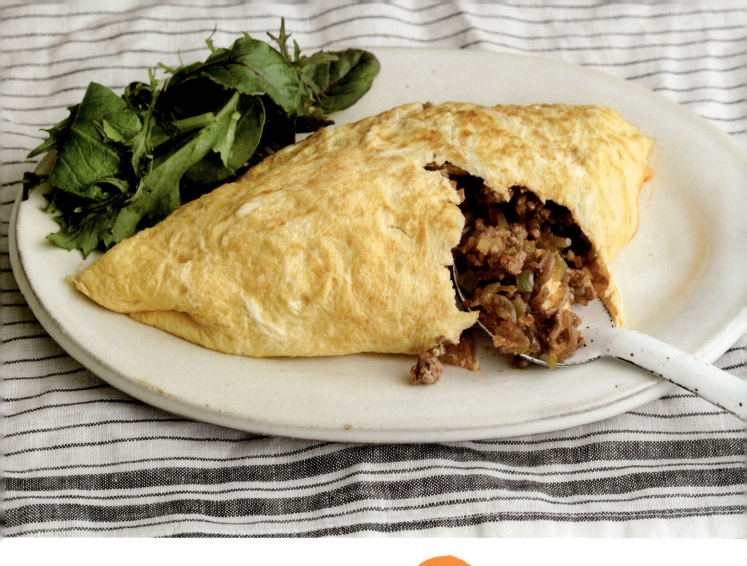

### プチプチした食感が美味しい
# オムライス風こんにゃく

1人分糖質 **3.1g** / **317kcal**

**Point**
オムライスは器に滑らせるようにすると、上手に盛り付けられる。器をかぶせてから上下を返し、形を整えるのもおすすめ。

## 材料（2人分）

- 糸こんにゃく……100g
- 卵……3個
- 粉チーズ……大さじ1
- 牛乳……大さじ2
- 牛ひき肉……80g
- 玉ねぎ（粗みじん切り）……1/6個分
- ピーマン（粗みじん切り）……1個分
- A
  - トマトピューレ……大さじ1
  - 塩……小さじ1/3
  - こしょう……少々
  - ナツメグ……適宜
- オリーブ油……大さじ1

## 作り方

1. 糸こんにゃくは沸騰した湯で3〜5分ゆでてザルに上げる。粗熱が取れたら、水けをしっかりときり、米粒くらいの大きさに刻む。
2. フライパンにオリーブ油の半量を中火で熱し、**1**を入れて水分がとぶまで炒め、ひき肉、玉ねぎ、ピーマンを加える。肉の色が変わったら、**A**を加えて炒め合わせ、一度取り出す。
3. ボウルに卵を溶きほぐし、粉チーズと牛乳を加えてよく混ぜる。
4. **2**のフライパンをさっとふき、残りの油を引いて中火で熱し、**3**の卵液の半量を流し入れる。半熟状に焼けてきたら弱火にし、**2**の半量を手前半分にのせて卵を奥から半分に折り返して包み込んで器に盛る。同様にもう1個作り、好みでベビーリーフを添える。

糖質ゼロ麺でもスタミナ抜群！
# にんにくバターみそ麺

1人分糖質 **8.4**g　**339** kcal

## 材料（2人分）

- こんにゃく麺……2袋（360g）
- 大豆もやし……1袋
- キャベツ……2枚
- 豚こま切れ肉……120g
- おろしにんにく……小さじ2
- A
  - 鶏がらスープの素……小さじ2
  - 水……4カップ（800ml）
  - みりん……小さじ2
  - みそ……大さじ2強
- バター……15g

## 作り方

1. こんにゃく麺は沸騰した湯で3〜5分ゆでてザルに上げ、水けをきる。
2. 大豆もやしはひげ根を取り、キャベツはざく切りにする。豚肉は大きければ半分に切る。
3. 鍋にバターを中火で熱し、溶けてきたらこんにゃく麺とおろしにんにくを加えて炒める。水けがとんだら端に寄せ、豚肉を加えてほぐしながら炒める。
4. 肉の色が変わったらAを加える。煮立ったら、キャベツと大豆もやしを加えて3〜4分煮る。器に盛り、あれば焼きのり適量を添える。

**Point**　好みでさらにバター適量（分量外）をのせてもOKです。

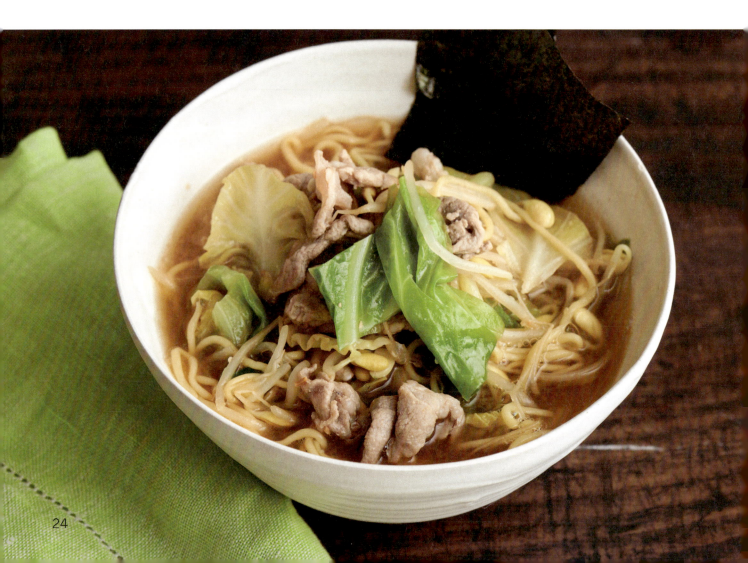

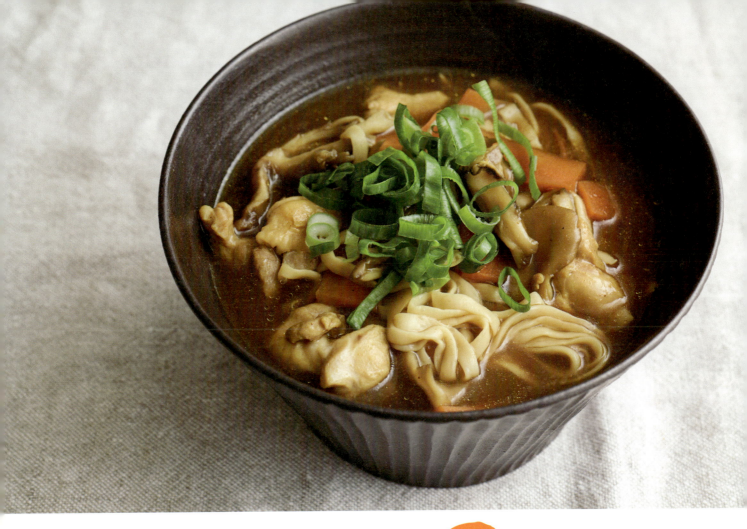

野菜は冷蔵庫にあるものでOK

# カレーうどん風こんにゃく

1人分糖質 15.5g / 355kcal

### 材料（2人分）

こんにゃく麺（平麺）……2袋（360g）
まいたけ……1パック
にんじん……1/4本
万能ねぎ（または青ねぎ）……3本
鶏もも肉……180g
おろししょうが……1/2片
カレー粉……大さじ1½
A [ 水……3カップ（600ml）
　　しょうゆ……大さじ2
　　みりん……大さじ2 ]
片栗粉……大さじ1
ごま油……大さじ½

### 作り方

1. こんにゃく麺は沸騰した湯で3〜5分ゆでてザルに上げ、水けをきる。
2. まいたけは小房にほぐす。にんじんは3cm長さの短冊切りにし、万能ねぎは斜め切りにする。鶏肉は1cm幅のそぎ切りにする。
3. 鍋にごま油としょうがを入れて中火で熱し、鶏肉を炒める。肉の色が変わってきたら、1のこんにゃく麺を加えてカレー粉を全体にふり入れて炒め混ぜる。
4. まいたけとにんじん、Aを加え、ふたをして3〜4分弱めの中火で煮る。
5. 片栗粉に水大さじ2（分量外）を加えて溶き、4に加えてとろみをつける。器に盛り、万能ねぎをのせる。

**Point**
こんにゃく麺にカレー粉をまぶしながら炒めることで香りが引き立ち、味がよくなじみます。

PART 1 主食になるこんにゃくレシピ

# こんにゃくパッタイ

たくあんがかくし味！

1人分糖質 **8.1**g / **372** kcal

## 材料（2人分）

- こんにゃく麺（平麺）……2袋（360g）
- えび（殻つき）……6尾
- 玉ねぎ……1/4個
- ニラ……1/3束
- A
  - 酢・砂糖……各小さじ2
  - スイートチリソース……大さじ1
  - （なければトマトケチャップで代用）
  - ナンプラー……大さじ1
  - オイスターソース……小さじ1
- たくあん（みじん切り）……20g
- 豚ひき肉……100g
- もやし……1/2袋
- ごま油……小さじ2
- バターピーナツ（刻んだもの）……10g
- パクチー・ライム……各適宜

## 作り方

1. こんにゃく麺は沸騰した湯で3～5分ゆでてザルに上げ、水けをきる。
2. えびは殻をむいて背に切り込みを入れ、背ワタを取る。玉ねぎは薄切りにし、ニラは3cm長さに切る。Aの材料はよく混ぜ合わせておく。
3. フライパンにごま油を中火で熱し、たくあんと玉ねぎを入れて炒める。しんなりしてきたら、ひき肉を加えてさらに炒める。
4. 肉の色が変わったら端に寄せ、空いたところにえびを並べ入れる。焼きつけるようにして炒め、えびの色が変わったら、1を入れてほぐしながら炒める。
5. Aを加えて汁を吸わせるようにして上下に混ぜながら炒め、もやし、にらを加えたら強火で炒め合わせる。
6. 器に盛り、ピーナツ、パクチー、ライムを添える。

**Point**

タイ風焼きそばをアレンジ。平麺タイプのこんにゃく麺を使用していますが、白滝や糸こんにゃくでも代用できます。

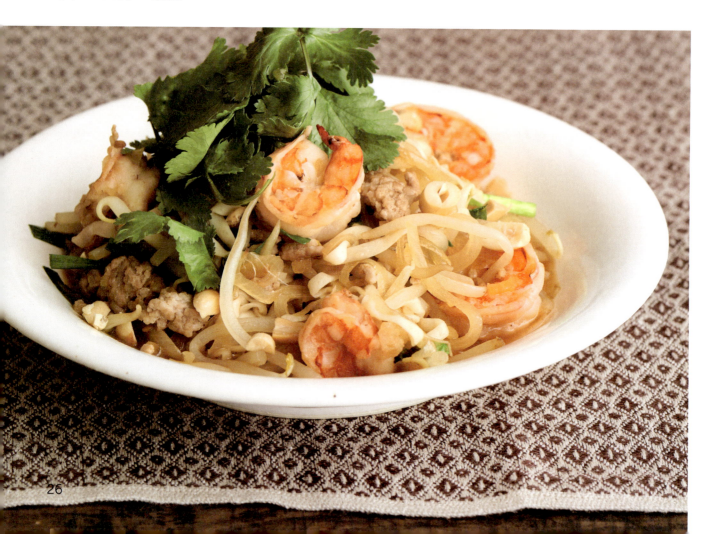

# PART 2

## こんにゃくの新しい魅力を発見!
## 低カロ&糖質オフのおつまみ

お酒を飲むなら欠かせないおつまみですが、「おつまみに気をつければ、お酒を飲んでも太らない」とさえ言われるほど、高カロリーなものが多いのです。Part2では、毎日晩酌する人にこそ、取り入れてほしい低カロリー&低糖質のレシピがいっぱいです。

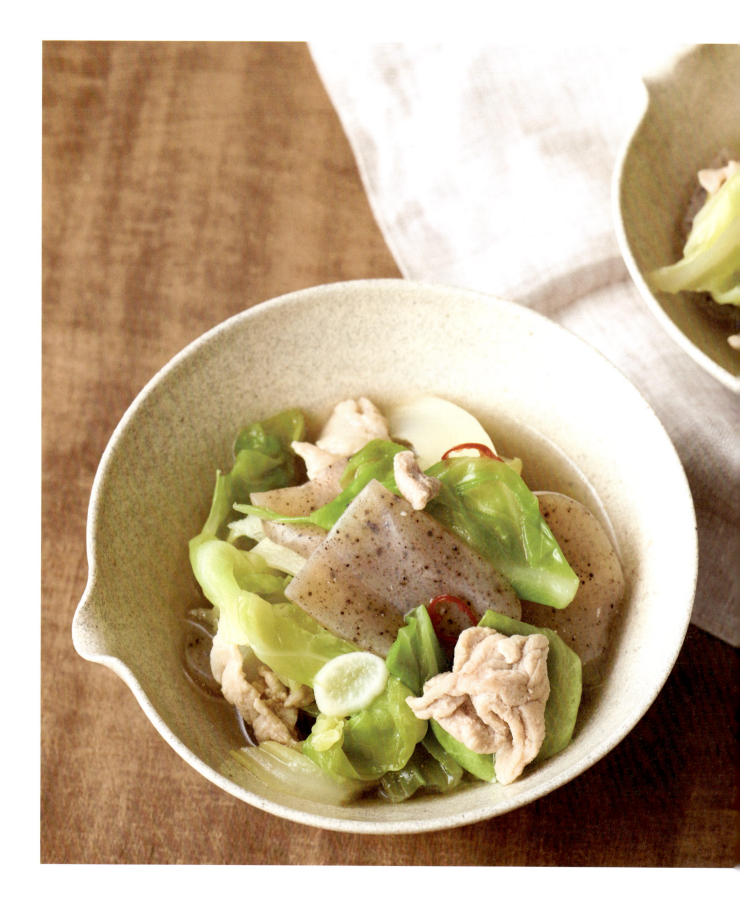

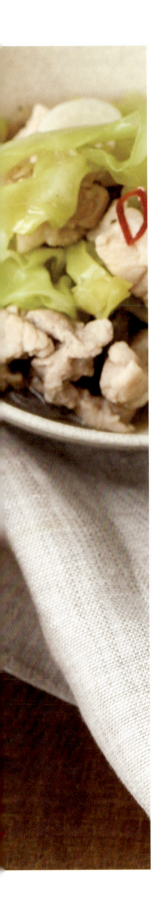

しみしみのこんにゃくが主役

# 塩もつ煮風煮込み

1人分糖質 10.6g / 204kcal

### 材料（2人分）

こんにゃく……1枚（180g）
豚こま切れ肉……100g
キャベツ……3枚
長ねぎ（できれば九条ねぎ）……1本
にんにく……1片
赤唐辛子……½本
水……1½カップ（300ml）
A ┌ 酒……大さじ2
　├ 鶏がらスープの素……小さじ1
　├ 砂糖……小さじ1
　├ みりん……小さじ2
　└ 塩……小さじ½
ごま油……小さじ1

### 作り方

1 こんにゃくは縦半分に切ってから横5mm厚さの薄切りにし、沸騰した湯で3〜5分ゆでてザルに上げる。

2 キャベツはひと口大のざく切りにし、長ねぎは斜切りにする。にんにくは薄切りにする。豚肉はこんにゃくよりも小さめに切る。

3 鍋にごま油を熱し、豚肉とにんにくと赤唐辛子を入れて中火で炒める。肉の色が変わってきたら、水とA、こんにゃくを加えて強火にする。沸騰したらアクを取り、弱火にして時々かき混ぜながら約10分煮る。キャベツと長ねぎを加え、火が通るまでさらに5分ほど煮る。

**Point**
もつの代わりに手軽に豚肉を使用。もちろん、もつで作ると「塩もつ煮込み」に！

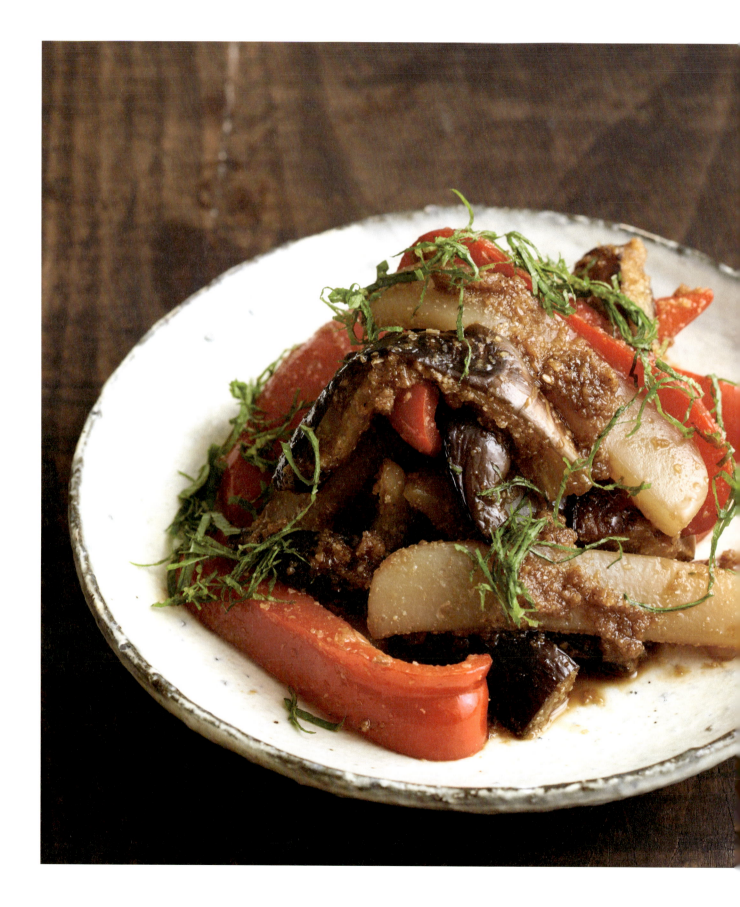

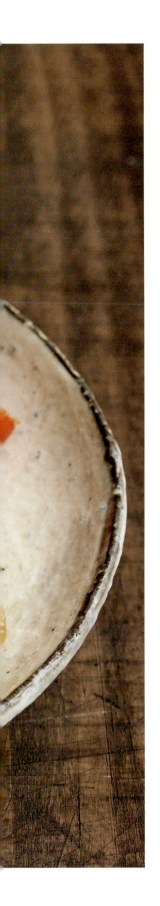

ゆずこしょう風味の香ばし炒め！
# こんにゃくのごまだれ炒め

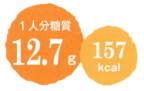

1人分糖質 12.7g　157kcal

### 材料（2人分）

こんにゃく……大½枚（100g）
なす……2本
赤パプリカ……1個
A ┌ すり白ごま……大さじ2
　│ 砂糖……大さじ1
　│ しょうゆ……大さじ2
　└ ゆずこしょう……小さじ½
青じそ（せん切り）……5枚分
ごま油……小さじ2

### 作り方

1. こんにゃくは厚みを半分に切ってから細切りにし、沸騰した湯で3〜5分ゆでてザルに上げる。
2. なすは縦6〜8等分に切り、赤パプリカは1cm幅に切る。
3. フライパンにこんにゃくを入れ、水分をとばすようにして炒める。ごま油となすを加えてツヤが出るまで炒め合わせる。パプリカを加え、ふたをして2〜3分蒸し焼きにする。
4. Aの材料を混ぜ、3に加えて軽く混ぜて火を止める。器に盛り、青じそをのせる。

**Point**
なすやパプリカなど、彩り野菜を合わせることで華やかな一皿に。もちろん、野菜は冷蔵庫にあるものでOK！

粉チーズでコク&旨味アップ
# こんにゃくのから揚げ

1人分糖質 **9.3**g　**174**kcal

**材料（2人分）**

こんにゃく……1枚（180g）
めんつゆ（3倍濃縮）……大さじ1
おろしにんにく……小さじ½
A（衣）
　溶き卵……½個分
　粉チーズ……大さじ2
　片栗粉……大さじ2
揚げ油……適量

**作り方**

1. こんにゃくは味がなじむようにフォークで両面の所々を刺し、縦半分に切ってから7〜8mm厚さに切る。沸騰した湯で3〜5分ゆでてザルに上げる。粗熱が取れたら、キッチンペーパーで挟んで水けをしっかりと取る。
2. ポリ袋に 1 とめんつゆ、おろしにんにくを入れて、袋の上からよくもみ込む。
3. ボウルに A を入れて混ぜ、2 を加えてからめながら混ぜる。
4. 揚げ油を180℃に温め、3 のこんにゃくを油に落とし入れ、カリッとするまで揚げる。

Point
こんにゃくを揚げる時は、再度一個ずつ衣にからめながら揚げましょう。

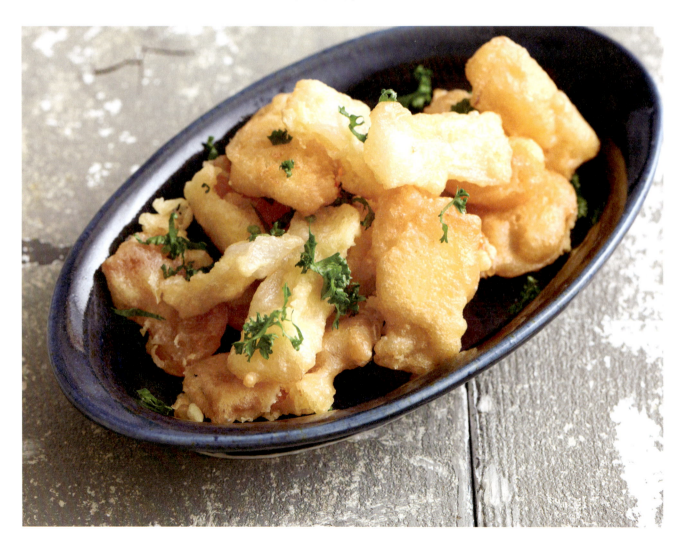

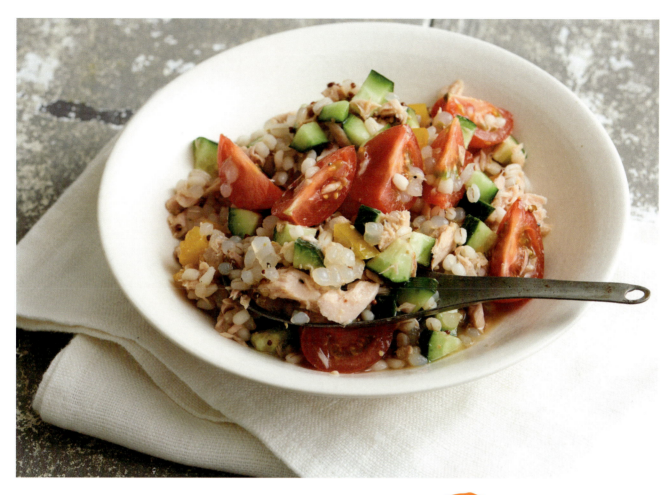

クミンと粒マスタードで多国籍風に
# こんにゃくともち麦のサラダ

1人分糖質 **13.9**g / **116** kcal

### 材料（2人分）

- 粒こんにゃく……100g
- もち麦……15g
- きゅうり……1本
- 黄パプリカ……½個
- ミニトマト……6個
- A
  - クミンパウダー……小さじ½
  - はちみつ・粒マスタード・しょうゆ……各小さじ1
  - レモン汁……小さじ2
  - 塩……小さじ⅓
  - こしょう……少々
- ツナ水煮缶……小1缶（80g）

### 作り方

1. 鍋にもち麦と水（適量）を入れ、時々かき混ぜながら中火で約15分ほどゆでる。ザルに上げ、流水で洗ってぬめりを取り、キッチンペーパーで挟んで水けをしっかりときる。粒こんにゃくは一度ザルに上げて水けをきってから、さっと水洗いをして再びザルに上げ、キッチンペーパーで挟んで水けをしっかりと取る。
2. きゅうりとパプリカは7〜8mm角に切り、ミニトマトはヘタを除いて4等分に切る。
3. ボウルにAとツナを缶汁ごと入れ、1を入れてなじむまで混ぜる。さらに2を加えて和え、器に盛る。

**Point**
食物繊維の豊富なこんにゃくともち麦をダブルづかいした、お腹にうれしいサラダです。

PART 2 低カロ&糖質オフのおつまみ

人気のラペとの相性もバッチリ！

# にんじんとしらたきのラペ

1人分糖質 **6.9**g　**81**kcal

## 材料（2人分）

しらたき……1/2袋（120g）
にんじん……1/2本（80g）
塩……小さじ1/3
A ┃ レモン汁……大さじ1
　┃ オリーブ油・粒マスタード
　┃ 　……各小さじ2
　┃ はちみつ……小さじ1
パセリ（みじん切り）……適量
塩・こしょう……各少々

## 作り方

1. しらたきは沸騰した湯で3〜5分ゆでてザルに上げる。粗熱が取れたら、キッチンペーパーで挟んで水けをしっかりと取り、食べやすい長さに切る。
2. にんじんはせん切りにし、塩をまぶして手でよくもみ、しんなりさせる。
3. ボウルにAを入れてよく混ぜ、しらたきを加えてよくもみ込んで味をなじませる。汁気を軽くきった2、パセリを加えて混ぜ、塩、こしょうで味を調える。

Point
プリッとした食感が加わり、食べごたえアップ！　和えるだけなので簡単です。

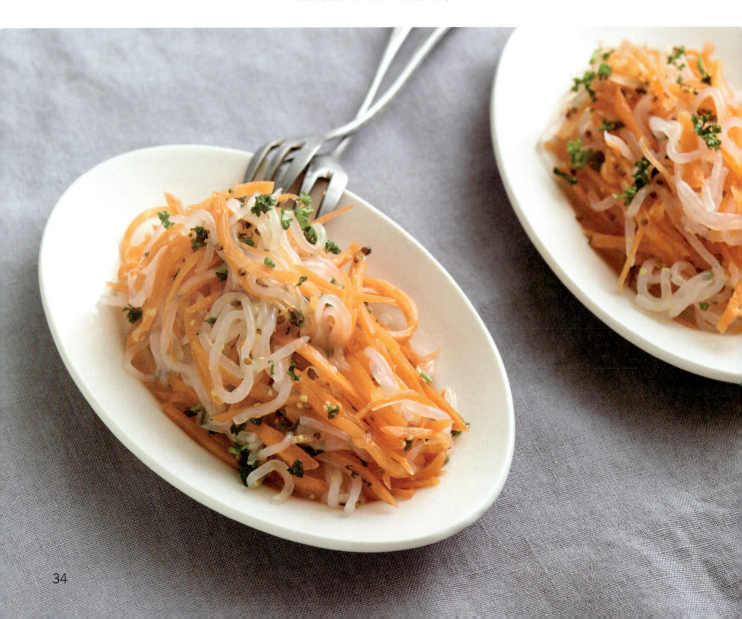

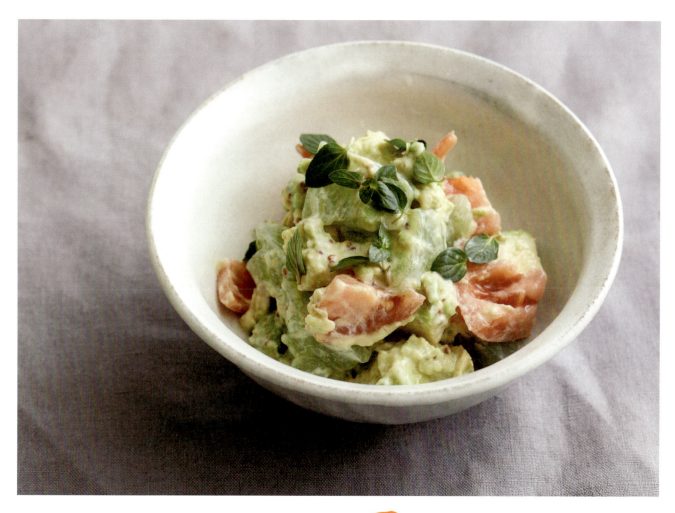

こんにゃくがまるでトロ？
# エビアボカドのサラダ

1人分糖質 **3.1**g / **210** kcal

## 材料（2人分）

刺し身こんにゃく（青のり）……150g
アボカド……1個
トマト……½個
A ┌ レモン汁……小さじ1
　├ 粒マスタード……小さじ1
　└ マヨネーズ……小さじ2
塩……少々

## 作り方

1. 刺し身こんにゃくはさっと水洗いし、キッチンペーパーで挟んで水けをしっかりと取り、食べやすい大きさに切る。
2. アボカドは半分に切って皮と種を取り、1.5cm角に切る。トマトも同様の大きさに切る。
3. アボカドの半分をボウルに入れて粗くつぶし、Aを入れて混ぜる。1と残りのアボカドとトマトを加えて混ぜ合わせ、塩で味を調える。器に盛り、好みで適宜ミントを散らす。

**Point**
やわらかい刺し身用のこんにゃくは、ペースト状のアボカドと和えることでまるでトロのような味わいに。

PART 2　低カロ&糖質オフのおつまみ

パプリカサルサでさっぱりと！
# 焼きこんにゃく

1人分糖質 **10.9**g / **160**kcal

## 材料（2人分）

こんにゃく……大1枚（200g）
塩・こしょう……各少々
片栗粉……適量

〈パプリカサルサ〉
- パプリカ（赤・黄）……各1/3個
- 玉ねぎ……1/6個
- レモン汁……大さじ1
- 粒マスタード……大さじ1
- 砂糖……小さじ1
- 塩……小さじ1/3
- オリーブ油……小さじ2

ごま油……大さじ1

## 作り方

1. こんにゃくは薄切りにし、沸騰した湯で3〜5分ゆでてザルに上げる。粗熱が取れたら、キッチンペーパーに挟んで水けをできる限りしっかりと取る。塩、こしょうをまぶし、片栗粉をまぶしつける。
2. フライパンにごま油を中火で熱し、1を並べる。焼き色がついたら裏返してさらに焼き色を付け、器に盛る。
3. パプリカは5mm角、玉ねぎはみじん切りにし、パプリカサルサの残りの材料とよく混ぜ、2の上にかける。

**Point**
こんにゃくに下味を付け、片栗粉をまぶして焼くことで、食感がもっちりとし、味もからみやすくなります。

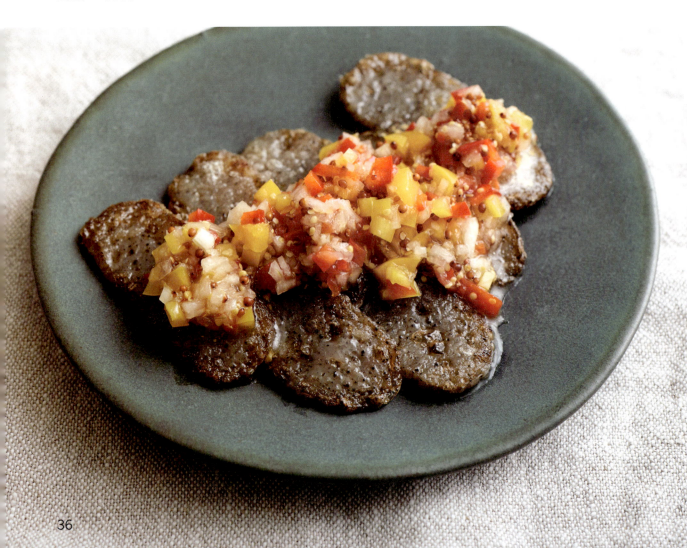

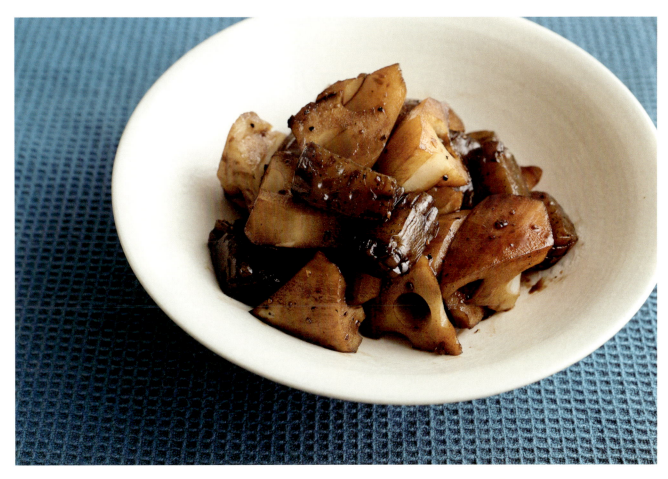

まろやかな酸味が◎
# こんにゃくのバルサミコ酢炒め

1人分糖質 **10.2g**　**88kcal**

### 材料（2人分）

こんにゃく……1/2枚（120g）
れんこん……100g
酒……大さじ1
A ┃ しょうゆ……大さじ1
　 ┃ バルサミコ酢……小さじ4
　 ┃ 粗びき黒こしょう……少々
オリーブ油……大さじ1/2

### 作り方

1. こんにゃくは両面に格子状の切り込みを入れ、沸騰した湯で3～5分ゆでてザルに上げる。
2. れんこんはひと口大の乱切りにする。
3. フライパンにこんにゃくを入れて、水分がとぶまで炒めて取り出す。
4. 同じフライパンにオリーブ油を入れ、れんこんを中火で炒める。焼き色が付いてきたら酒をふり入れ、ふたをしてれんこんが透き通るまで2～3分蒸し焼きにする。
5. こんにゃくを戻し入れてAを加え、強めの中火で炒め合わせる。汁けがなくなったら器に盛る。

Point
こんにゃくには格子状の切り込みを入れて下ごしらえ。これでバルサミコ酢のコクと旨味がしっかりなじみます。

# ゴーヤーの洋風チャンプルー

クセになる苦味で箸がすすむ！

1人分糖質 2.2g　173kcal

## 材料（2人分）

- こんにゃく……1枚（180g）
- ベーコン（厚切り）……60g
- ゴーヤー……½本（100g）
- しょうゆ……大さじ1
- 酒……小さじ1
- 塩……少々
- 粗びき黒こしょう……小さじ½
- オリーブ油……大さじ½

## 作り方

1. こんにゃくはスプーンで薄めのひと口大にちぎり、沸騰した湯で3～5分ゆでてザルに上げる。
2. ベーコンはこんにゃくと同じくらいの大きさに切る。ゴーヤーは縦半分に切って種を取り、薄切りにする。
3. フライパンにこんにゃくを入れ、水けがとぶまで炒める。ベーコンとオリーブ油を加えて炒め合わせる。
4. 全体に油が回ってきたら、ゴーヤーも加えてツヤが出るまで炒める。しょうゆ、酒を加えてさらに炒め、塩で味を調える。汁けがなくなったら器に盛り、粗びきこしょうをふる。

**Point**　沖縄のチャンプルー（＝炒めもの）にこんにゃくをプラスし、ベーコン、オリーブ油で洋風にアレンジ！

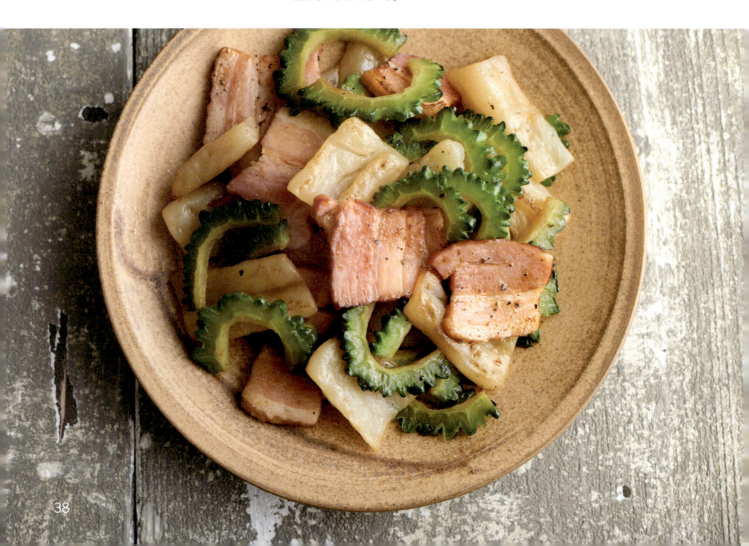

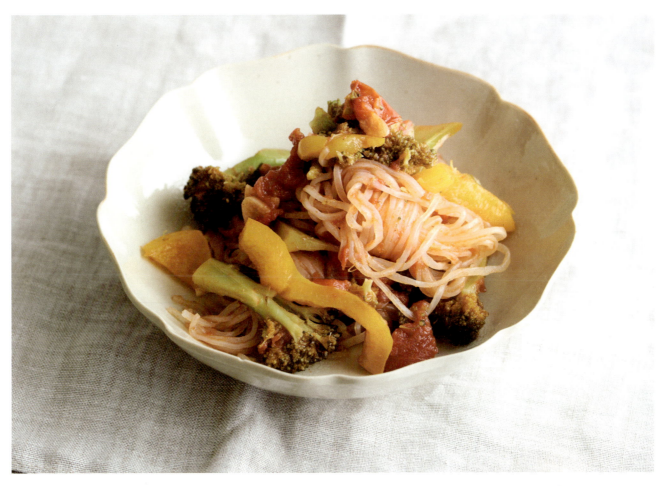

シナモン風味の洋風煮込み
# 小結びしらたきのトマトスパイス煮

1人分糖質 **6.8g** / **105kcal**

## 材料（2人分）

- 小結びしらたき……6個
- ブロッコリー……1/3個（80g）
- パプリカ（黄）……1/2個分
- にんにく（みじん切り）……1/2片分
- A
  - トマト（水煮缶）……100g
  - 水……1/3カップ（約70g）
  - 中濃ソース……小さじ2
  - コンソメスープの素……小さじ1
- シナモンパウダー……小さじ1/3
- 塩・こしょう……各少々
- オリーブ油……大さじ1

## 作り方

1. 小結びしらたきはさっと水洗いし、キッチンペーパーで挟んで水けをしっかりと取る。
2. ブロッコリーは小房に分け、パプリカは1cm幅の斜め細切りにする。
3. 厚手の鍋ににんにくとオリーブ油を入れて中火にかけ、香りが立ったら、2と結びしらたき、Aを加え、時々混ぜながら汁けがほとんどなくなるまで煮つめる。
4. シナモンパウダーを加えて塩、こしょうを加えて味を調える。

**Point** 結びしらたきは水けをしっかりときると、味が薄まりません。

タコとセロリ入り！
# こんにゃくのカレー炒め

1人分糖質 **2.6g** / **109 kcal**

**材料（2人分）**

こんにゃく……½枚（90g）
ゆでたこ……120g
セロリ……1本
セロリの葉……適量
A ┌ カレー粉……小さじ1
　├ 塩……小さじ¼
　├ こしょう……少々
　├ めんつゆ（3倍濃縮）……小さじ2
　└ 酒……小さじ1
オリーブ油……大さじ½

**作り方**

1 こんにゃくは縦半分に切ってから薄切りにし、沸騰した湯で3〜5分ゆでてザルに上げる。
2 タコはひと口大のそぎ切りにし、セロリは筋を取って斜め薄切りにし、セロリの葉はざく切りにする。Aは混ぜておく。
3 フライパンにこんにゃくを入れ、水分がとぶまでしっかりと炒める。
4 オリーブ油、タコ、セロリを加えてツヤが出るまで炒め、Aを加えて手早く炒める。汁けがとんだら、セロリの葉を加えて混ぜる。

**Point**
セロリは葉の部分も加えますので、捨てずに取っておきましょう。

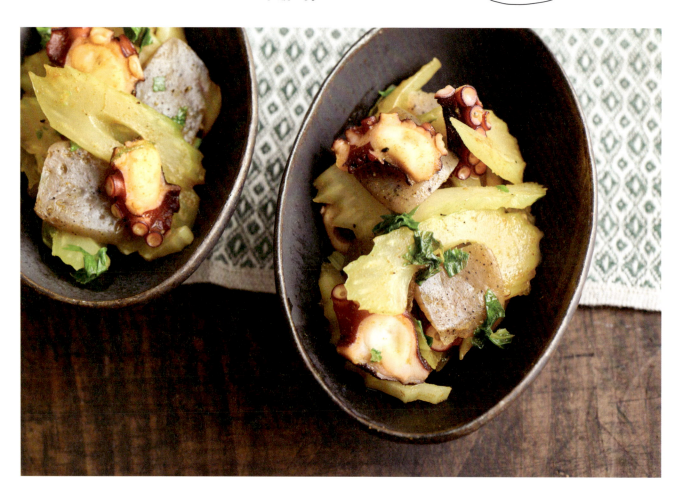

## ツナの旨味をしっかり移して
# こんにゃくの甘辛炒め

1人分糖質 **3.6g** / **66kcal**

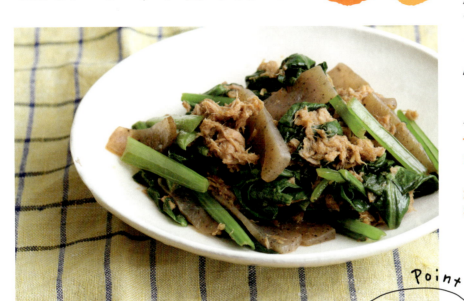

**Point**
こんにゃくを加えたら、ツヤが出るまでからめながら炒めるのがポイントです。

### 材料（2人分）

- こんにゃく……小½枚（80g）
- 小松菜……½束
- ツナ缶……小1缶（70g）
- しょうが（みじん切り）……1片分
- A
  - 豆板醤……小さじ½〜1
  - しょうゆ……大さじ1
  - みりん……大さじ½

### 作り方

1. こんにゃくは短冊切りにし、沸騰した湯で3〜5分ゆでてザルに上げる。
2. 小松菜は4cm長さに切る。
3. フライパンにしょうがを入れ、ツナを缶汁ごと入れて炒める。香りが立ったら、こんにゃくを加えながら炒め合わせ、全体にツヤが出てなじんだら、小松菜とAを加えてしんなりする程度に手早く炒め合わせる。

---

## さっとゆでたアスパラと！
# 刺し身こんにゃくの酢みそ和え

1人分糖質 **7.7g** / **61kcal**

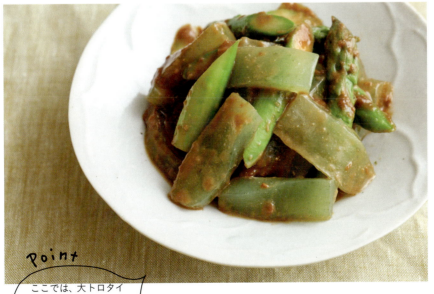

**Point**
ここでは、大トロタイプのこんにゃくを使用。練り辛子は好みで量を調整しましょう。

### 材料（2人分）

- 刺し身こんにゃく（青のり風味）……100g
- グリーンアスパラガス……4本
- A
  - みそ……大さじ1½
  - 砂糖……小さじ2
  - 酢……小さじ2
  - 練り辛子……小さじ½〜1

### 作り方

1. 刺し身こんにゃくはさっと水洗いし、キッチンペーパーで挟んで水けをしっかりと取り、食べやすい大きさに切る。
2. アスパラガスは下半分をピーラーでむき、3cm長さに切ってさっとゆでて水けをきる。
3. ボウルにAの材料を入れてよく混ぜ1と2を加え、あえ混ぜる。

ライムやレモンの果汁でさっぱりと！
# 刺し身こんにゃくのセビーチェ

1人分糖質 **5.9**g　**149** kcal

**材料（2人分）**

- 刺し身こんにゃく（青のり風味）……100g
- ゆでえび……8尾
- 帆立貝柱（刺し身用）……3個
- 紫玉ねぎ……¼個
- ピーマン……1個
- A
  - ライム汁……大さじ1（なければレモン汁）
  - オリーブ油……大さじ1
  - 塩……小さじ⅓
  - 砂糖……小さじ1
  - こしょう……少々
- パクチー（刻んだもの）……適宜

**作り方**

1. 刺し身こんにゃくはさっと水洗いし、キッチンペーパーで挟んで水けをしっかりと取る。
2. 帆立はさっとゆでて厚みを2～3等分に切る。刺身こんにゃくは帆立の大きさに合わせて切る。紫玉ねぎは薄切りにし、ピーマンはヘタを除いて縦半分に切ってからせん切りにする。
3. ボウルにAを入れてよく混ぜる、1と2とゆでえびを加えて混ぜ、全体がなじんだらパクチーをちらす。

**Point**
セビーチェとは、南米で食べられる魚介のマリネのこと。刺し身などでも作ることができます。

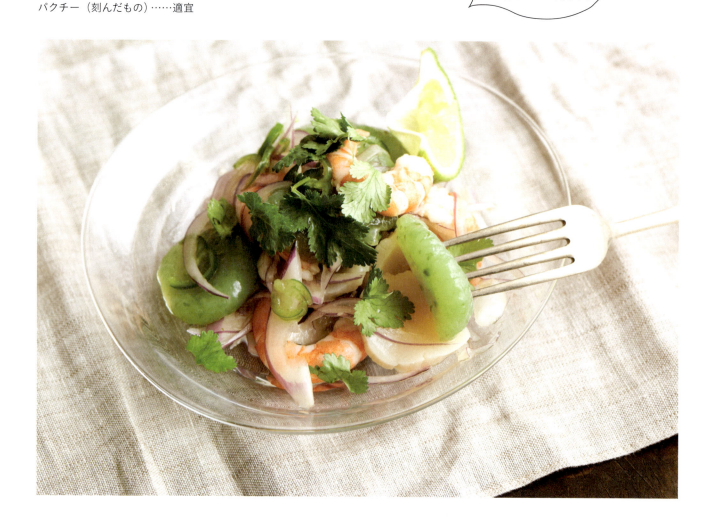

## 食感を楽しむ、絶品おつまみ
# 砂肝とこんにゃくのカレー炒め

**1人分糖質 2.6g　136kcal**

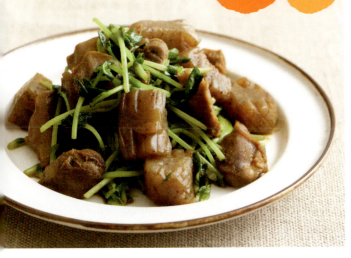

### 材料（2人分）

- こんにゃく……小1枚（150g）
- 鶏砂肝……150g
- 豆苗……½パック
- にんにく……1片
- A
  - カレー粉……小さじ2
  - コンソメスープの素……小さじ½
  - しょうゆ・酒……各小さじ2
- オリーブ油……大さじ½

### 作り方

1. こんにゃくは両面に細かい格子状に切り目を入れ2cm角に切り、沸騰した湯で3～5分ゆでてザルに上げる。
2. 砂肝は銀皮を取ってそぎ切りにする。豆苗は長さを半分に切る。Aを混ぜておく。
3. フライパンにオリーブ油とにんにくを中火で熱し、砂肝とこんにゃくを入れて炒める。砂肝の色が変わったら、Aを加えて炒める。汁けがほとんどなくなったら、豆苗を加えてしんなりするまで炒め混ぜる。

**Point**　食べごたえが出るように、ほどよく大きめに切ったこんにゃくには、格子状に切り目を入れて味をなじませます。

---

## 切り干し大根との相性抜群！
# しらたきのヤムウンセン

**1人分糖質 8.6g　129kcal**

### 材料（2人分）

- しらたき……1袋（180g）
- 切り干し大根……10g
- 紫玉ねぎ……⅓個
- ズッキーニ……½本
- A
  - レモン汁……大さじ1
  - ナンプラー……大さじ1
  - 砂糖……小さじ1
  - ごま油……小さじ½
  - 鶏がらスープの素……小さじ¼
  - 赤唐辛子（輪切り）……1本分
- 桜エビ……6g
- バターピーナツ……20g

### 作り方

1. しらたきは沸騰した湯で3～5分ゆでてザルに上げる。粗熱が取れたら、キッチンペーパーで挟んで水けをしっかりと取り、食べやすい長さに切る。
2. 切り干し大根はたっぷりの水につけて戻す。
3. 紫玉ねぎは薄切りにし、ズッキーニは斜め薄切りにしてから細切りにする。
4. ボウルにAを入れてよく混ぜ、切り干し大根としらたきを入れて混ぜ合わせる。全体がなじんだら、3と桜エビを加えてさっくりと混ぜて器に盛り、粗く刻んだピーナツを散らす。

**Point**　混ぜてからすぐに食べず、少し置いておくと、味がよくなじみます。

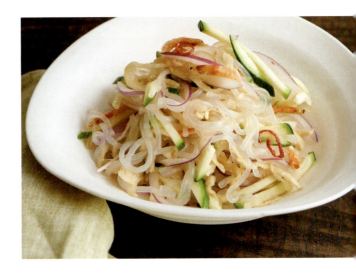

## トマトの彩りを添えて
## こんにゃくの白和え

**1人分糖質 8.1g　143kcal**

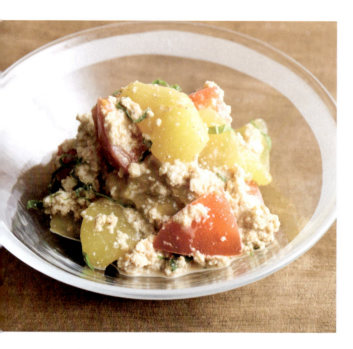

### 材料（2人分）

刺し身こんにゃく（ゆず風味）……120g
木綿豆腐……⅓丁（100g）
A ┌ 砂糖……小さじ2
　├ しょうゆ……小さじ1
　├ マヨネーズ……大さじ1
　├ みそ……大さじ½
　└ すり白ごま……大さじ1
トマト……1個（150g）
青じそ（せん切り）……4枚分

**Point**　和え衣には、マヨネーズやみそを加えてコクをアップ！

### 作り方

1. 刺し身こんにゃくはさっと水洗いし、キッチンペーパーで挟んで水けをしっかりと取り、食べやすい大きさに切る。
2. 木綿豆腐はクッキングペーパーなどで挟んで重石をして水きりし、ボウルに入れて泡立て器などでなめらかになるまでよく混ぜる。Aを加えてさらにペースト状になるまで混ぜる。
3. 刺し身こんにゃくとトマトは食べやすい大きさに切り、2に加えて和える。青じそを加え、大きく混ぜて器に盛る。

## たくあんの塩味がポイント！
## しらたきときゅうりの酢の物

**1人分糖質 6.8g　43kcal**

### 材料（2人分）

しらたき……½袋（100g）
きゅうり……1本
塩……小さじ¼
たくあん……20g
A ┌ 酢……大さじ1½
　└ 砂糖……大さじ1
チリメンジャコ……10g

**Point**　食べる直前まで冷やしておくと、より美味しくいただくことができます。

### 作り方

1. しらたきは沸騰した湯で3〜5分ゆでてザルに上げる。粗熱が取れたら、キッチンペーパーで挟んで水けをしっかりと取り、食べやすい長さに切る。
2. きゅうりは斜め薄切りにしてからせん切りにし、塩を加えて軽く混ぜてしんなりしたら水けを絞る。たくあんは細切りにする。
3. ボウルにAを入れてよく混ぜ、1と2、チリメンジャコを加えて和える。

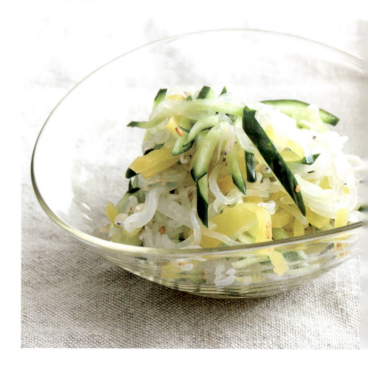

## PART 3

### ボリューム満点！ご飯にもぴったり！
# こんにゃくのメインおかず

ヘルシーなこんにゃくに肉や魚、野菜や卵を上手に組み合わせることで、一皿の栄養バランスをしっかり整えました。つまり、太りにくいだけでなく、美味しいレシピが満載！ 毎日食べたくなるこんにゃく料理を紹介します。

梅みそダレで照り焼きに！
# こんにゃくつくね

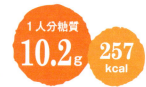
1人分糖質 10.2g / 257kcal

### 材料（2人分）

こんにゃく……120g
〈梅みそダレ〉
　梅干し……大1個
　みそ・みりん・水……各大さじ1
　しょうゆ・砂糖……各小さじ1
　片栗粉……小さじ½
鶏胸ひき肉……200g
A［片栗粉・みそ……各小さじ1
卵……½個
おろししょうが……小さじ1
ごま油……大さじ½
青じそ（せん切り）……4枚分

### 作り方

1. こんにゃくは5mm角程度のみじん切りにし、沸騰した湯で3～5分ゆでてザルに上げる。
2. 梅干しを粗くたたいてペースト状にし、残りの梅みそダレの材料と混ぜておく。
3. ボウルにひき肉とAを入れてよく練り混ぜる。粘りが出たら、卵と1のこんにゃく、おろししょうがを加えてさらになめらかになるまでしっかりと混ぜ、6～8等分の小判形に整える。
4. フライパンにごま油を中火で熱して3を並べ入れ、こんがりと焼き色がつくまで2～3分焼く。裏返したらふたをし、弱火で5～6分蒸し焼きにする。2をよく混ぜてから加え、よくからめながら焼く。器に盛り、青じそをのせる。

**Point**
つくねは粘りが出るようにしっかりと練り混ぜます。

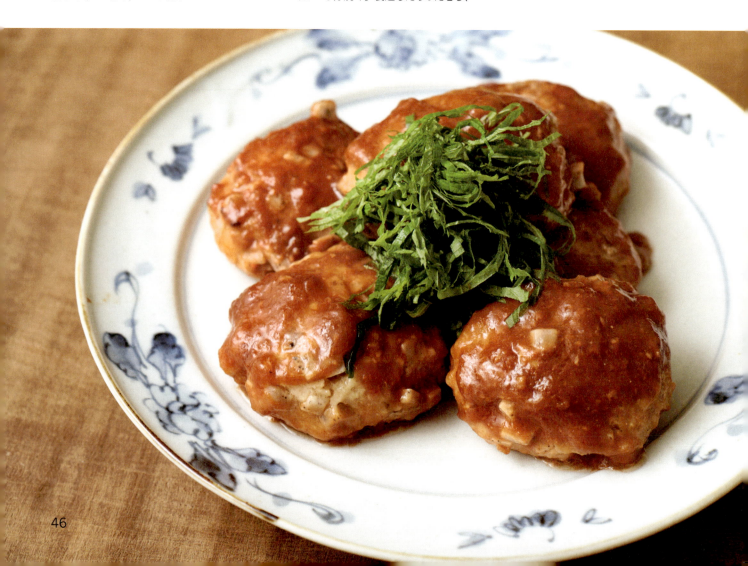

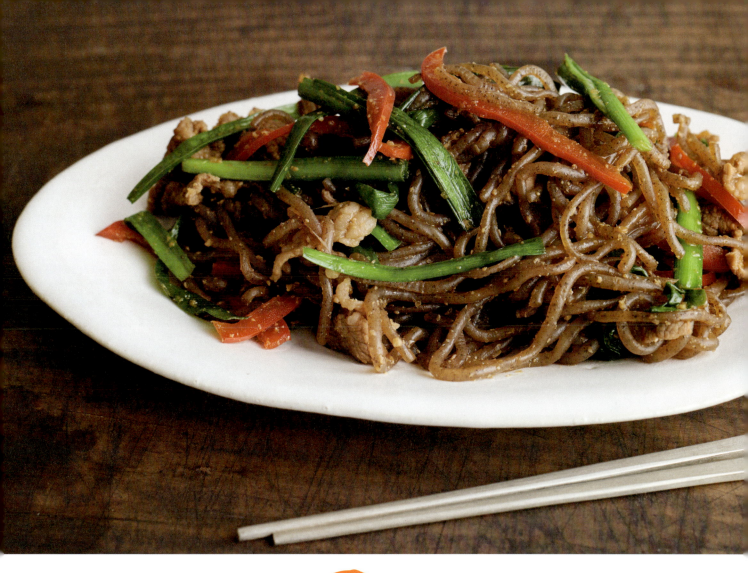

春雨の代わりに糸こんを使用
# 糸こんチャプチェ

1人分糖質 **8.9g** / **201kcal**

Point
糸こんにゃくは味付けする前に、チリチリと音がするまで水分をとばすのがポイントです。

## 材料（2人分）

糸こんにゃく……1袋（180g）
牛切り落とし肉……120g
酒・しょうゆ……各小さじ1
パプリカ（赤）……⅓個
ニラ……¼束
おろしにんにく……小さじ½
A ┌ 白すりごま・砂糖・水……各大さじ1
　 │ しょうゆ……大さじ1と½
　 └ 鶏がらスープの素……小さじ½
ごま油……大さじ½

## 作り方

1. 糸こんにゃくは沸騰した湯で3〜5分ゆでてザルに上げる。粗熱が取れたら、キッチンペーパーで挟んで水けをしっかりと取り、食べやすい長さに切る。
2. 牛肉は細切りにして酒、しょうゆをもみ込む。パプリカは細切りにし、ニラは4〜5cm長さに切る。
3. フライパンにごま油とにんにくを入れて中火で熱し、2の牛肉を入れてほぐしながら炒める。肉の色が変わったら一度取り出し、同じフライパンに糸こんにゃくを入れて水分をとばすようにして炒める。
4. 牛肉を戻し入れてパプリカも加えて炒める。全体がなじんだら、Aを加えて汁けを吸わせるように混ぜながら炒め、ニラを加えて汁けがなくなるまで炒め合わせる。

PART 3　こんにゃくのメインおかず

甘辛みそ味でご飯が進む！

# こんにゃくとサバのコチュジャン煮

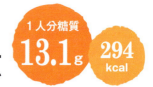

1人分糖質 13.1g　294kcal

## 材料（2人分）

こんにゃく……小1枚（150g）
サバ（小半身）……1切れ（160g）
ごぼう……1本（80g）
A [ 水……1カップ（200ml）
　　みりん・みそ……各大さじ1 ]
コチュジャン……大さじ1
かいわれ菜……½パック

## 作り方

1. こんにゃくは格子状に切り目を入れて短冊切りにし、沸騰した湯で3～5分ゆでてザルに上げる。
2. サバは4等分に切り、ごぼうはよく洗ってひと口大の乱切りにする。
3. 鍋にAを入れて強火にかけ、煮立ったら1と2を入れて落しぶたをし、時々鍋をゆすって煮汁をからめながら弱めの中火で約10分煮る。
4. 落しぶたを取り、コチュジャンを加えて溶かし混ぜて煮汁がほとんどなくなるまで煮る。器に盛り、かいわれ菜を添える。

**Point**
クッキングシートなどの紙ぶたで落しぶたをし、サバに味をしっかりと含ませます。

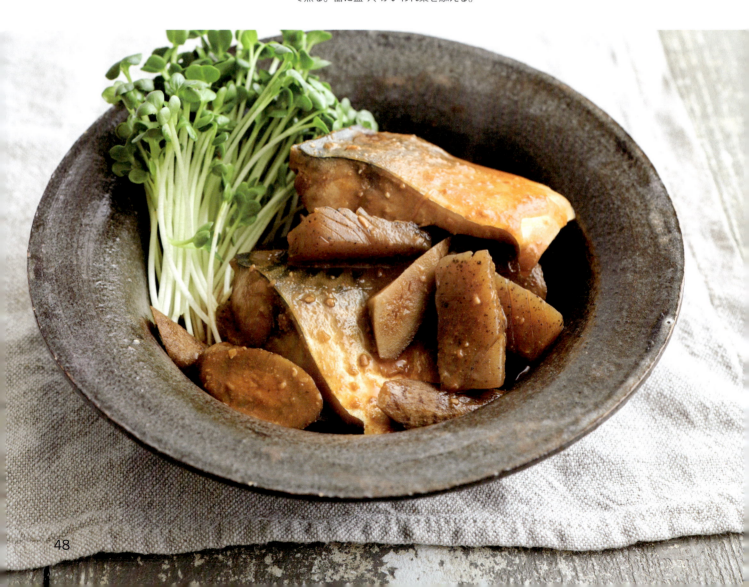

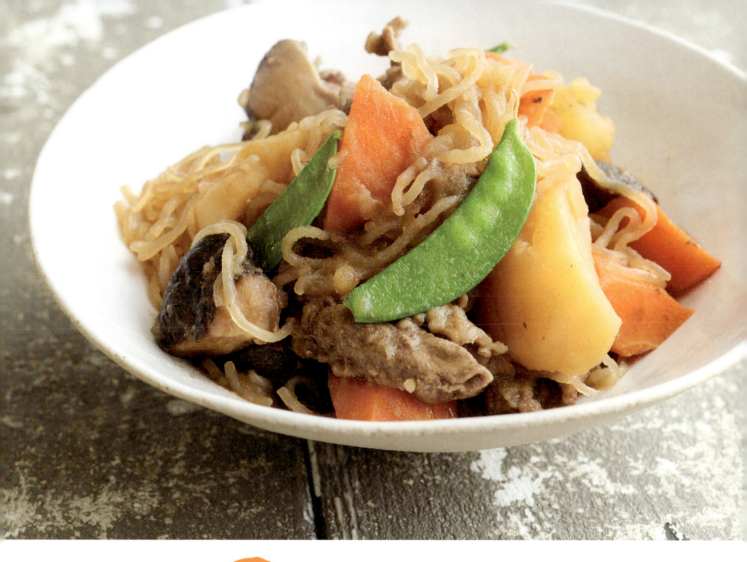

# しらたきたっぷり！肉じゃが

1人分糖質 **25.1**g　**247**kcal

## 材料（2人分）

- しらたき……1袋（180g）
- 牛切り落とし肉……140g
- じゃがいも……1個（160g）
- 玉ねぎ……1/3個（60g）
- 生しいたけ……2枚
- にんじん……1/2本（80g）
- 絹さや……6〜8枚
- A
  - だし汁……1カップ（200ml）
  - しょうゆ……大さじ1 1/2
  - 砂糖……大さじ1
  - 酒……小さじ2

## 作り方

1. しらたきはさっと水洗いし、キッチンペーパーで挟んで水けをしっかりと取る。
2. 牛肉は大きければ食べやすく切り、じゃがいもは皮をむいて大きめのひと口大に切る。玉ねぎは1cm幅程度のくし形に切り、しいたけは4等分に切る。にんじんはやや小さめの乱切りにする。絹さやは筋を取り、斜め半分に切る。
3. 鍋にAを入れて強火にかけ、煮立ったら絹さや以外の野菜を加える。再び煮立ったら牛肉を加え、弱めの中火にして落しぶたをし、約10分煮る。
4. 落しぶたを取り、ときどき大きく鍋をゆすりながら煮る。煮汁が1/3量ほどになったら火を止め、絹さやを加えてさっと煮る。

**Point**
しいたけで旨味をプラス。絹さやで彩りを加えます。

酢を加えてさっぱりと！
# こんにゃくと鶏肉のおろし煮

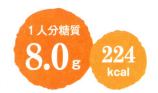

1人分糖質 8.0g / 224kcal

### 材料（2人分）

- こんにゃく……½枚（100g）
- 大根……200g
- 鶏もも肉……½枚（140g）
- 片栗粉……適量
- A
  - だし汁……½カップ（100ml）
  - 砂糖……大さじ½
  - しょうゆ……小さじ4
  - 酢……大さじ½
  - 酒……大さじ1
- 青ねぎ（小口切り）……1本分
- ごま油……大さじ½

### 作り方

1. こんにゃくはひと口大にちぎり、沸騰した湯で3～5分ゆでてザルに上げる。
2. 大根は皮をむいておろし、ザルに上げ、汁は取っておく。鶏肉はひと口大のそぎ切りにし、片栗粉を薄くまぶし付ける。
3. 深めのフライパンにごま油を中火で熱し、鶏肉を並べ入れる。両面をこんがりと焼いたら、こんにゃくを加えてさっと炒める。
4. Aを加えて煮立ったら、大根おろしの汁を加える。落しぶたをして弱めの中火で5～6分煮る。大根おろしをのせたら、すぐに火を止めて器に盛り、青ねぎをのせる。

**Point**　大根おろしの汁は捨てずに煮汁に加えます。

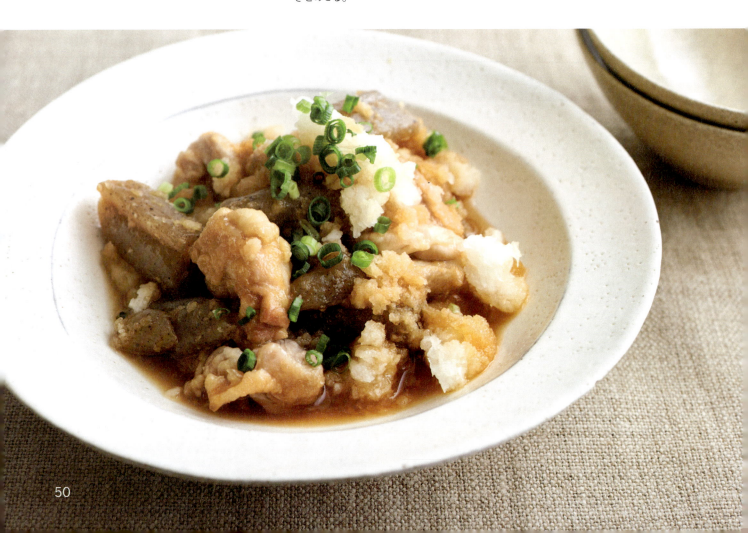

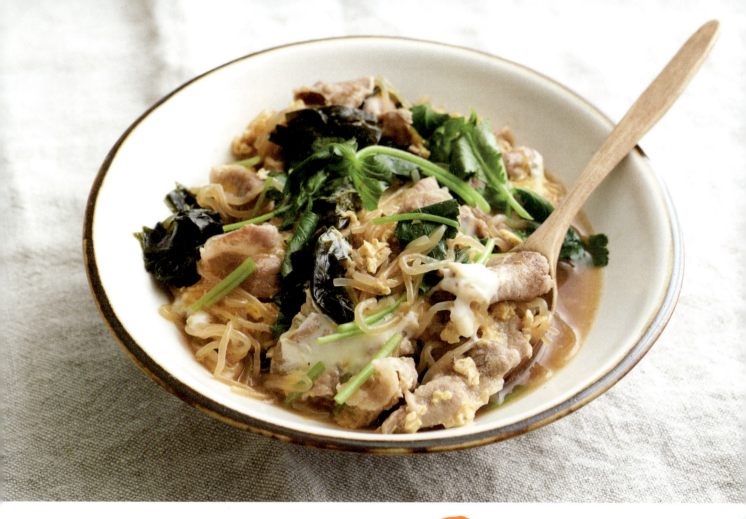

## 丼にのせても美味しい！
# しらたきの卵とじ

1人分糖質 **7.4g** / **282kcal**

### 材料（2人分）

- しらたき……1袋（180g）
- 卵……2個
- 生わかめ……40g
- 三つ葉……1束
- 豚ロースしゃぶしゃぶ肉……120g
- A
  - だし汁……1カップ（100ml）
  - 砂糖・酒……各大さじ1
  - しょうゆ……小さじ4
  - 塩……小さじ1/4

### 作り方

1. しらたきは沸騰した湯で3〜5分ゆでてザルに上げる。粗熱が取れたら、キッチンペーパーで挟んで水けをしっかりと取り、食べやすい長さに切る。
2. 卵は溶きほぐし、わかめは食べやすい大きさに切る。三つ葉は3〜4cm長さのざく切りにする。
3. 鍋にAとしらたきを入れて火にかけ、煮立ったら豚肉を1枚ずつほぐしながら加える。肉の色が変わってきたら、わかめを加えて2〜3分煮る。
4. 卵を回し入れて熱し、三つ葉をのせてさっと火を通す。

**Point**　卵は好みのかたさに火を通します。

心が芯から温まる！
# こんにゃくとサケの粕煮

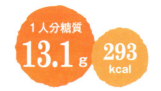

1人分糖質 13.1g　293kcal

## 材料（2人分）

- 玉こんにゃく……8個（160g）
- 塩鮭（切り身）……2切れ
- 長ねぎ……1本
- 酒かす……50g
- A
  - だし汁……2カップ（400ml）
  - みりん……大さじ1
  - しょうゆ……大さじ½
  - 塩……小さじ¼
- 青じそ……4〜5枚
- ごま油……大さじ½

## 作り方

1. 玉こんにゃくは沸騰した湯で3〜5分ゆでてザルに上げる。
2. 鮭は半分に切り、長ねぎは斜めに切る。鍋にごま油を中火で熱し、鮭を並べ入れて焼き色が付くまでこんがりと焼く。一度取り出し、同じフライパンで玉こんにゃくを水けがとぶように炒める。
3. Aを加えて煮立ったら弱めの中火にして10分煮る。
4. 酒かすは煮汁適量で溶きのばし、3に加える。長ねぎを加えてさらに5分ほど煮て、鮭を戻し入れて温める。
5. 器に盛り、ちぎった青じそを散らす。

Point
酒かすは小さい器などに移し、煮汁を玉じゃくし1杯程度入れて溶きのばしてから加えます。

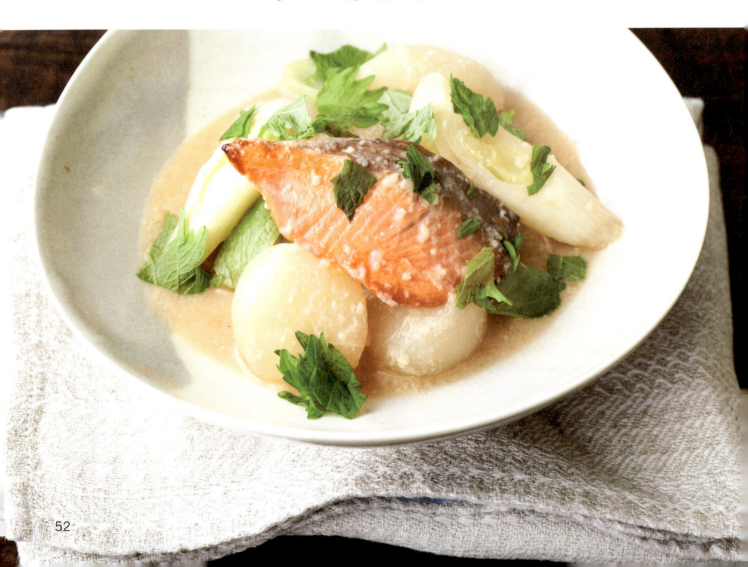

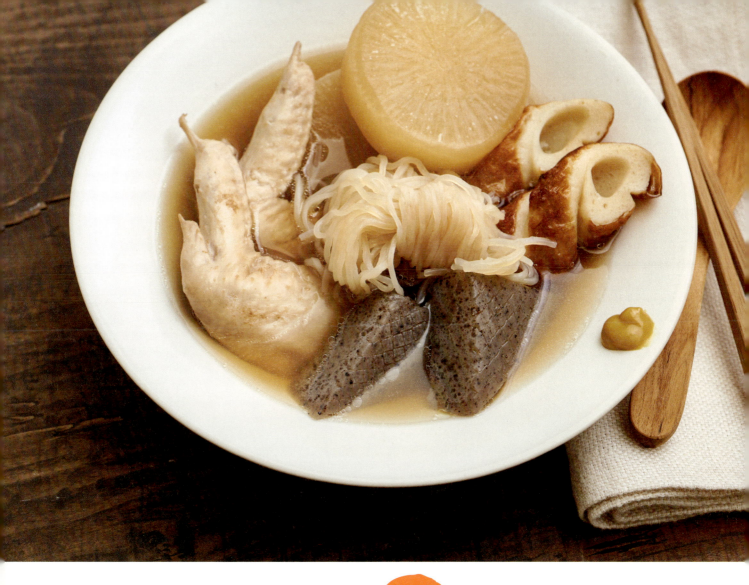

## こんにゃくと結びしらたきを使用
## こんにゃく2種おでん

1人分糖質 **14.4g** / **382kcal**

### Point
こんにゃく小1枚は、あれば三角こんにゃく4枚で代用できます。粗熱を取って味をしみこませ、食べるときに温めるとより美味しくいただけます。

### 材料（2人分）

- こんにゃく……小1枚（150g）
- 結びしらたき……4個
- 鶏手羽先……6本
- 塩……小さじ¼
- 大根……250g
- A
  - だし汁……4カップ（800ml）
  - 塩……小さじ⅓
  - みりん・酒・しょうゆ……各大さじ1
- ちくわ……小2本（50g）
- 練り辛子……適宜

### 作り方

1. こんにゃくは両面に格子状に切り目を入れて半分に切り、さらに斜め半分に切る。結びしらたきとともに沸騰した湯で3〜5分ゆでてザルに上げる。
2. 手羽先は骨に沿って切り目を入れ、塩をよくもみ込む。大根は2cm厚さの半月切りにし、ちくわは半分に切る。
3. 鍋にAを入れ、手羽先を加えて中火にかける。煮立ったらアクを取り、大根とこんにゃく、結びしらたきを加えて20〜30分煮る。
4. ちくわを加え、さらに10分ほど煮る。器に盛り、練りからしを添える。

PART 3 こんにゃくのメインおかず 53

トマトを加えて洋風スープ煮に！
# 結びしらたきの肉巻き

1人分糖質 9.0g / 293kcal

## 材料（2人分）

- 小結びしらたき……8個
- 中濃ソース……小さじ2
- スナップえんどう……6本
- しめじ……1/2パック
- 豚ロース薄切り肉……8枚（160g）
- 塩……少々
- A [ トマト水煮缶……200g
  コンソメスープの素……小さじ1
  砂糖……小さじ1/2 ]
- 塩・こしょう……各少々
- オリーブ油……大さじ1/2

## 作り方

1. 小結びしらたきはさっと水洗いし、キッチンペーパーで挟んで水けをしっかりと取る。ボウルに入れ、中濃ソースをもみ込む。
2. スナップエンドウは筋を取って半分に割る。しめじは小房に分ける。
3. 豚肉を広げて塩をふり、1のしらたきを手前にのせて1個ずつクルクルときつく巻く。
4. フライパンにオリーブ油を中火で熱し、3を肉の巻き終わりを下にしてのせ、ころがしながら焼く。全体に焼き色がついたらAとしめじを加えて混ぜ、ふたをする。時々ふたを開けてかき混ぜながら約10分煮る。
5. スナップえんどうを加え、火が通ったら塩、こしょうで味を調える。

**Point**
小結びしらたきは水けをしっかりときり、中濃ソースで下味を付けるのがポイントです。

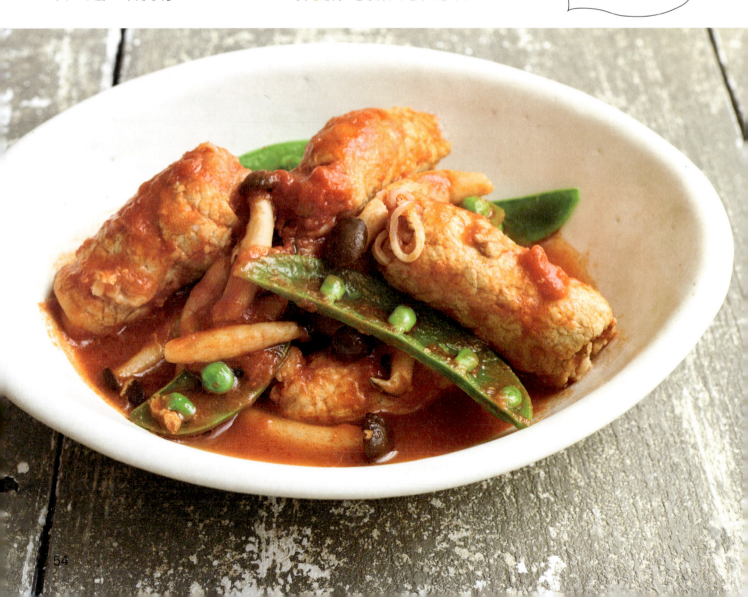

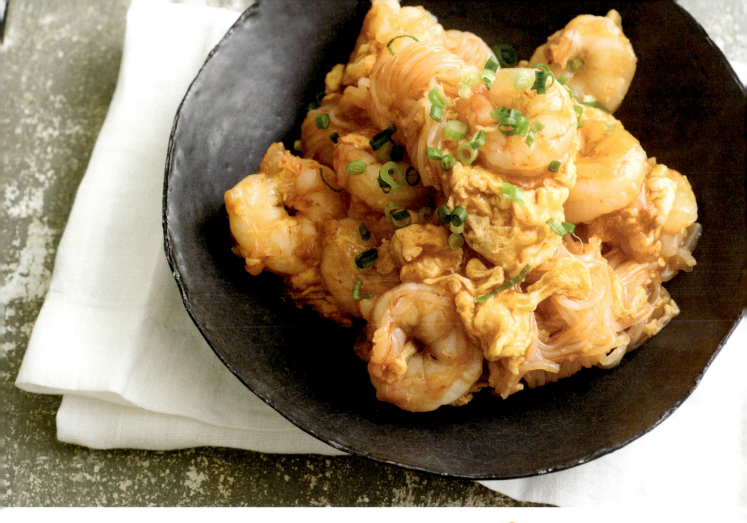

しらたきもえびもプリプリ
# 結びしらたきのチリソース煮

1人分糖質 **10.5g** / **194 kcal**

### 材料（2人分）

小結びしらたき……6個
えび（殻つき）……10尾
酒・片栗粉……各小さじ1
しょうが（みじん切り）……½片分
A ┌ 水……½カップ（100ml）
　│ トマトケチャップ……大さじ2
　│ 砂糖・酒……各大さじ½
　│ 鶏がらスープの素……小さじ1
　└ 豆板醤……小さじ½
片栗粉……大さじ½
卵……1個
万能ねぎ……1本分
ごま油……大さじ½

### 作り方

1 小結びしらたきはさっと水洗いし、キッチンペーパーで挟んで水けをしっかりと取る。
2 えびは殻をむいて背に切り目を入れ、背ワタを取ってから酒と片栗粉をもみ込む。万能ねぎは2mm長さに切る。
3 フライパンにごま油を熱し、えびを並べ入れて焼き付ける。色が変わったら取り出し、同じフライパンに小結びしらたきを入れて水けをとばすように炒める。
4 しょうがを加えてさっと混ぜ、Aを加えて混ぜ、中火で5～6分煮る。えびを戻し入れてひと煮し、水大さじ1（分量外）で溶いた片栗粉を加えてとろみを付ける。卵を溶きほぐして加え、半熟状になったら火を止める。器に盛り、万能ねぎを散らす。

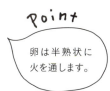

Point
卵は半熟状に火を通します。

## 照り焼き風に仕上げます
# こんにゃくステーキ

1人分糖質 **6.2g**　**155 kcal**

**Point**
普通のこんにゃくを使う場合は、包丁の背やめん棒で軽くたたいて繊維を壊すと、生こんにゃくと似た食感になります。

### 材料（2人分）

- 生こんにゃく……大1枚（400g）
- にんにく……1片
- グリーンアスパラガス……4〜6本
- A ┌ しょうゆ……大さじ1
- 　├ オイスターソース……大さじ½
- 　└ 砂糖……小さじ1
- バター……20g
- ラディッシュ……2個
- サラダ油……大さじ½

### 作り方

1. 生こんにゃくは両面に格子状に切り目を入れて4等分に切る。沸騰した湯で3〜5分ゆでてザルに上げる。
2. にんにくは薄切りにし、アスパラガスは下半分をピーラーでむいて3〜4等分に切る。Aは混ぜておく。
3. フライパンにサラダ油とにんにくを入れて強めの中火で熱し、アスパラガスをころがしながら焼く。はじに寄せ、1のこんにゃくを並べ入れて両面を焼き、アスパラは取り出す。こんにゃくにしっかりと焼き色が付いたら、Aを加えてこんにゃくに味をしっかりとしみこませるように、時々上下に返しながら強めの中火で焼く。
4. 器に盛ってバターを上にのせ、3のアスパラとラディッシュを添える。

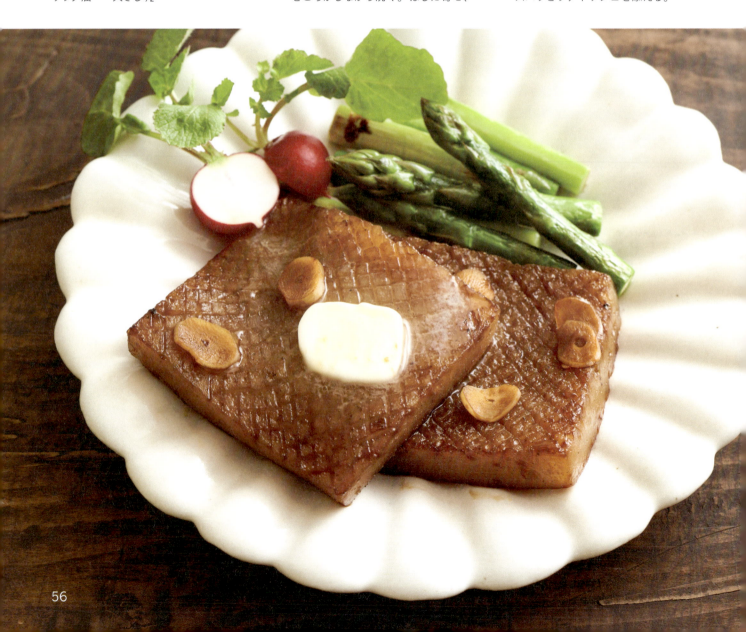

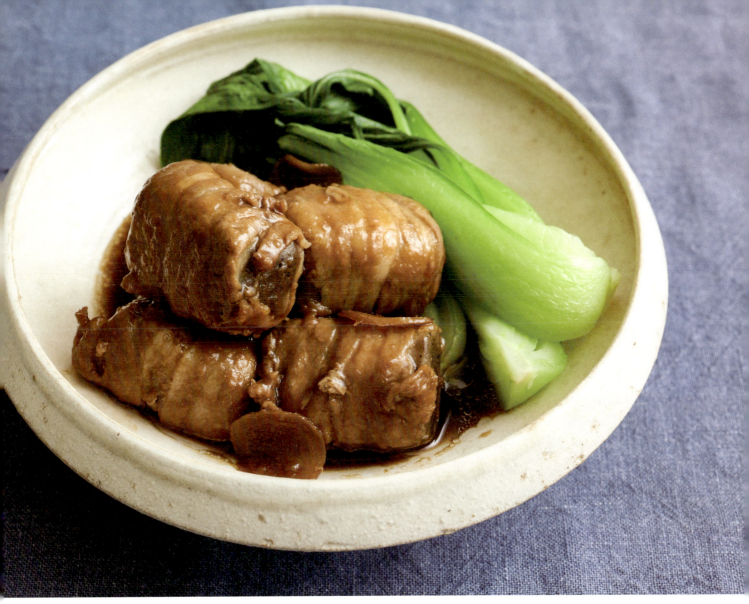

薄切り肉がブロック肉に変身!?
# こんにゃくの角煮風

1人分糖質 **6.8g** / **360kcal**

> Point
> 好みで練りからし適量（分量外）を添えていただきます。

## 材料（2人分）

- こんにゃく……1枚（180g）
- チンゲン菜……1株
- 豚バラ薄切り肉……8枚
- 薄力粉……適量
- A ┌ 水……¾カップ（150ml）
　　└ 酒・しょうゆ・砂糖……各大さじ2
- しょうが（薄切り）……1片分

## 作り方

1. こんにゃくは縦半分に切ってから4等分に切り、沸騰した湯で3〜5分ゆでてザルに上げる。
2. チンゲン菜は縦に6等分し、さっとゆでて水けをきっておく。
3. 豚バラ肉を広げてこんにゃくを1切れずつのせて巻き、表面に薄力粉を薄くまぶし付ける。
4. 鍋にAとしょうがを入れて強火にかけ、煮立ったら3を並べ、落しぶたをして約15分煮る。落しぶたを取り、時々鍋をゆすりながら煮汁がとろりとするまで煮詰めて火を止める。
5. 器にチンゲン菜とともに盛る。

ほっこりなつかしい味わい

# こんにゃくとかぼちゃの煮込み

1人分糖質 **16.2**g　**207**kcal

## 材料（2人分）

- こんにゃく……½枚（80g）
- かぼちゃ……150g
- 玉ねぎ……¼個
- にんにく……1片
- A
  - 水……½〜¾カップ（100〜150ml）
  - コンソメスープの素……小さじ½
  - トマトケチャップ……大さじ½
  - バター……10g
  - 塩……小さじ¼
- 牛切り落とし肉……100g
- こしょう……少々

## 作り方

1. こんにゃくは縦半分に切ってから薄切りにし、沸騰した湯で3〜5分ゆでてザルに上げる。かぼちゃはひと口大に切る。玉ねぎとにんにくはみじん切りにする。
2. 鍋に1とAを入れて中火にかけ、6〜7分煮て、粗くくずす。
3. 牛肉を加えて時々混ぜながら5分ほど煮て、味をみて塩（分量外）とこしょうで味を調える。

**Point**
鍋で材料を煮るだけ。牛肉だけは後入れにし、やわらかく仕上げます。

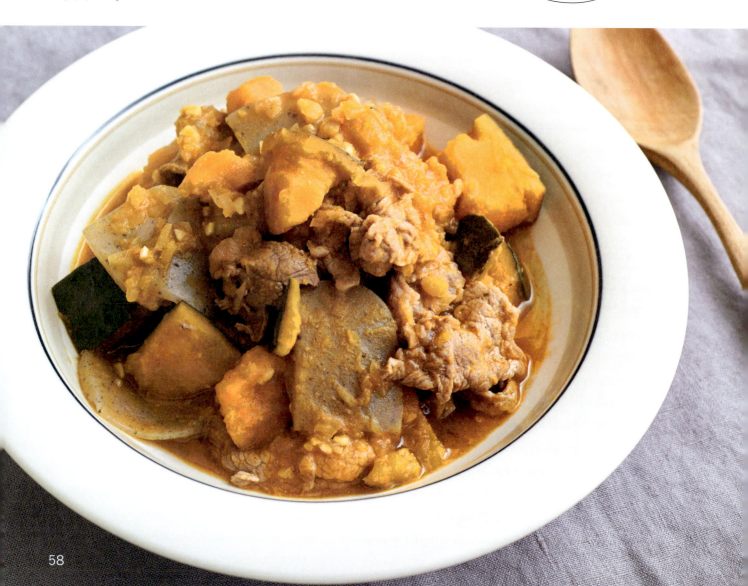

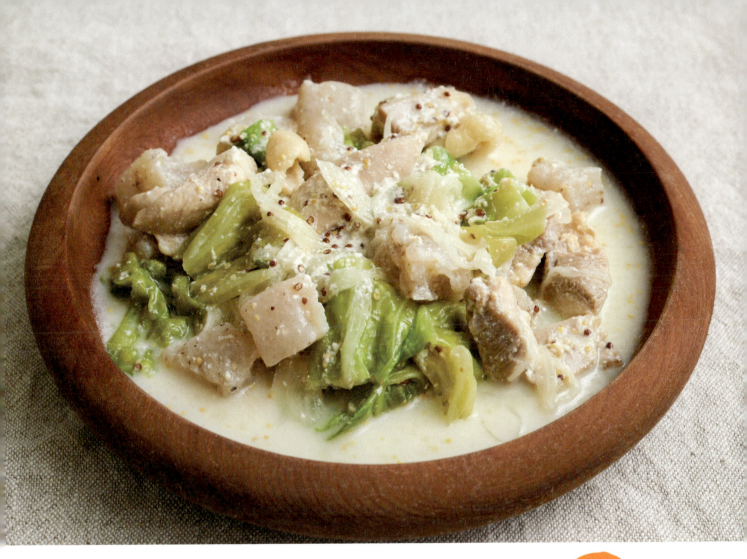

こっくりとクリーミー！
# こんにゃくのマスタードクリーム煮

1人分糖質 **10.5g** / **273kcal**

## 材料（2人分）

- 生こんにゃく……120g
- 鶏もも肉……120g
- 塩・こしょう……各少々
- 玉ねぎ……1/3個（60g）
- キャベツ……2枚（120g）
- A
  - 水……1/2カップ（150ml）
  - 塩……小さじ1/4
- B
  - 牛乳……3/4カップ
  - 粒マスタード……大さじ2
- オリーブ油……大さじ1/2

## 作り方

1. 生こんにゃくは食べやすい大きさにちぎる。沸騰した湯で3〜5分ゆでてザルに上げる。
2. 鶏肉は1cm幅程度の小さめのそぎ切りにし、塩、こしょうをもみ込む。玉ねぎは薄切りにし、キャベツはひと口大のざく切りにする。
3. フライパンにこんにゃくを入れ、水けがとぶまで炒め、オリーブ油と玉ねぎを加えて炒め合わせる。はじに寄せ、鶏肉を入れて肉の色が変わるまで焼く。
4. Aを加えて煮立ったら、ふたをして時々かき混ぜながら5〜6分煮る。キャベツを加えてひと煮し、Bを加えて大きく混ぜながらフツフツするまで温める。

### Point

普通のこんにゃくを使う場合は、包丁の背やめん棒で軽くたたいて繊維を壊すと、生こんにゃくと似た食感になります。

PART 3　こんにゃくのメインおかず

いつものハンバーグに食感をプラス
# こんにゃくバーグのトマト煮込み

1人分糖質 **8.2g** / **337kcal**

## 材料（2人分）

- 粒こんにゃく……120g
- 玉ねぎ……1/8個
- トマト……大1個（200g）
- A
  - 合いびき肉……180g
  - 溶き卵……1個分
  - 塩……小さじ1/4
  - こしょう……少々
- B
  - 中濃ソース……小さじ2
  - トマトケチャップ……小さじ2
  - 塩・こしょう……各少々
- ベビーリーフ……適宜
- サラダ油……大さじ1/2

## 作り方

1. 粒こんにゃくは一度ザルに上げて水けをきってから、さっと水洗いをして再びザルに上げ、キッチンペーパーで挟んで水けをしっかりと取る。
2. 玉ねぎはみじん切りにし、トマトは1cm角に切る。
3. フライパンに刻んだこんにゃくを入れて炒め、水けがとんだら玉ねぎも加えて軽く炒め混ぜる。
4. ボウルにAを入れて粘りが出るまでよく混ぜたら、3を加える。さらに混ぜ、2等分の小判形に丸める。
5. フライパンにサラダ油を熱し、4の両面を焼いたらふたをして弱火で6分ほど蒸し焼きにする。トマトをBとともに加え、トマトが煮くずれる程度まで煮る。器に汁ごと盛り、ベビーリーフを添える。

**Point** 粒こんにゃくは糸こんにゃくやしらたきを刻んで使ってもOKです。

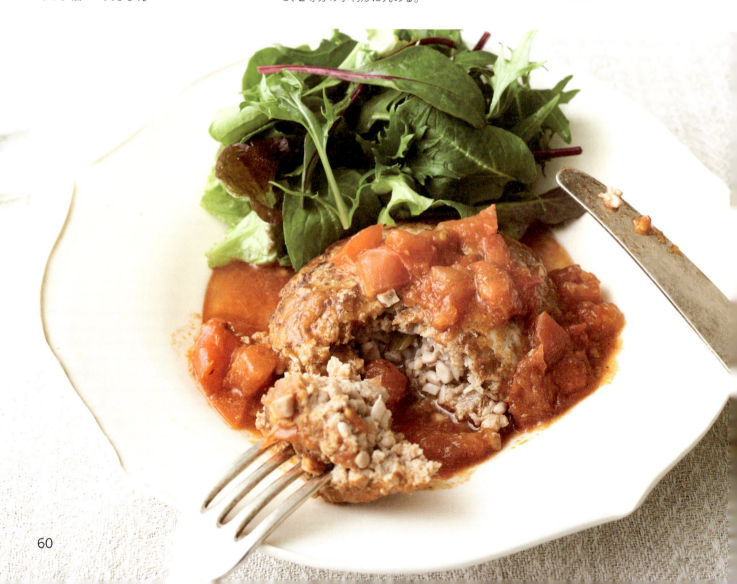

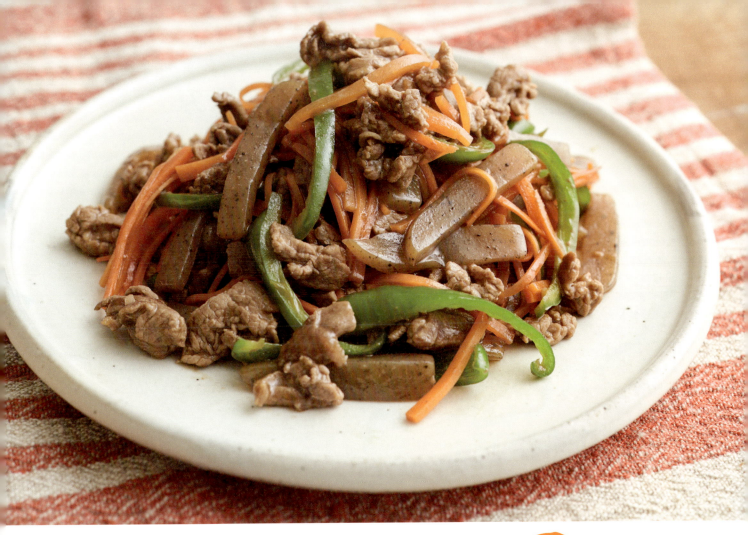

ボリュームたっぷり！
# こんにゃくチンジャオロースー

1人分糖質 **7.6g** **174kcal**

### 材料（2人分）

- こんにゃく……120g
- 牛切り落とし肉……120g
- A
  - 酒……小さじ1
  - 片栗粉……小さじ1
  - しょうがの絞り汁……小さじ1
- ピーマン……2個（80g）
- にんじん……1/3本
- B
  - しょうゆ・酒……各大さじ1
  - オイスターソース……大さじ1/2
  - 砂糖……小さじ1
- ごま油……大さじ1/2

### 作り方

1. こんにゃくは4～5cm長さの細切りにし、沸騰した湯で3～5分ゆでてザルに上げる。
2. 牛肉は細切りにしてAをもみ込む。ピーマンは細切りにし、にんじんはせん切りにし、どちらもさっとゆでて水けをきっておく。
3. フライパンにごま油を熱し、牛肉を入れてほぐしながら炒める。肉の色が変わったら一度取り出し、同じフライパンにこんにゃくを入れてしっかりと炒める。
4. 水けがとんだら牛肉を戻し入れ、にんじんとピーマンを加えて炒め合わせる。Bを混ぜてから加え、味をからめながら汁けがなくなるまで炒め合わせる。

**Point**
カロリーが高くなりがちな中華料理にこんにゃくを取り入れてヘルシーに。

PART 3　こんにゃくのメインおかず

つゆだくのパッタイ風おかず
# しらたきと大豆もやしのピリ辛煮込み

1人分糖質 **5.6g** / **191 kcal**

### 材料（2人分）

- しらたき……150g
- えび（殻付き）……大8尾
- しょうが……1片
- A
  - 砂糖……大さじ½
  - ナンプラー……小さじ2
  - 酒……小さじ2
  - オイスターソース……小さじ2
  - 水……¾カップ（150ml）
- 大豆もやし……½袋（100g）
- 片栗粉……小さじ1
- パクチー……1枝
- ごま油……大さじ½

### 作り方

1. しらたきは沸騰した湯で3〜5分ゆでてザルに上げる。粗熱が取れたら、キッチンペーパーで挟んで水けをしっかりと取り、食べやすい長さに切る。
2. えびは尾を残して殻をむき、背に切り目を入れて背ワタを取る。しょうがはせん切りにする。
3. フライパンにごま油としょうがを入れて中火にかける。香りが出てきたらえびを加えてさっと炒めて、一度取り出す。同じフライパンにしらたきを入れて水分がとぶまでしっかりと炒め、Aを加えて煮立てる。
4. 大豆もやしを加えてえびを戻し入れ、時々かき混ぜながら10分ほど煮込む。水小さじ2（分量外）で溶いた片栗粉を加えてとろみをつけて器に盛り、パクチーを刻んでのせる。

**Point**
水溶き片栗粉でとろみを付けることで、味がよくからみます。まるで麺のようなので、主食代わりにもなります。

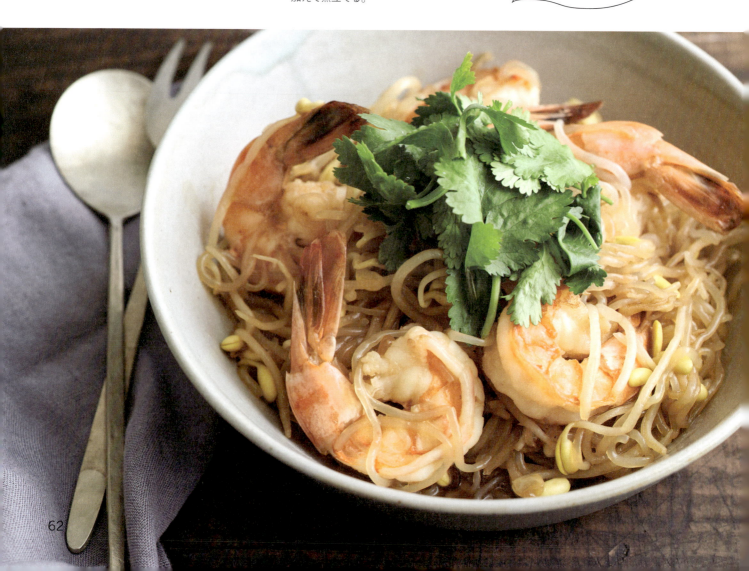

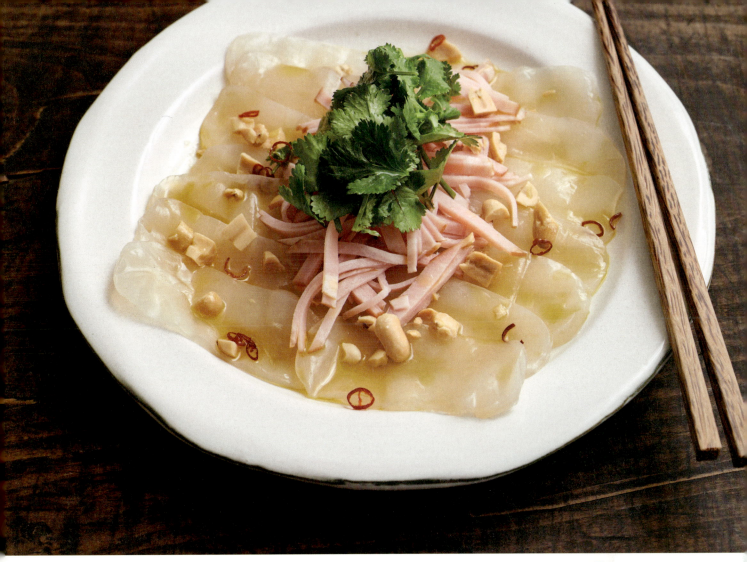

こんにゃくが驚きの美味しさに!
# 昆布締めこんにゃくのカルパッチョ

1人分糖質 2.4g / 183kcal

### 材料（2人分）

白こんにゃく……120g
昆布（5cm幅、10cm長さのもの）……2枚
ハム……4枚
バターピーナツ……20g
パクチー……1枝
A ┌ ナンプラー……小さじ2
  │ オリーブ油……小さじ2
  │ レモン汁……小さじ2
  └ 赤唐辛子（輪切り）……1/2本分

### 作り方

1. 白こんにゃくは7〜8mm厚さの薄切りにし、沸騰した湯で3〜5分ゆでてザルに上げる。
2. ラップの上に昆布をのせ、その上にこんにゃくを並べる。もう一枚の昆布で挟み、ラップでピッチリとつつみ、半日以上置く。
3. ハムは細切りにし、ピーナッツは砕く。パクチーは葉を摘む。Aを混ぜてタレを作る。
4. 器に2のこんにゃくを昆布を取って並べる。ハム、ピーナッツをのせ、タレを回しかけ、パクチーの葉をのせる。

**Point**
昆布の旨味がこんにゃくにしっかりと移り、それだけでも十分においしい昆布締めこんにゃくに。

PART 3 こんにゃくのメインおかず

ピリ辛キムチ味！
# こんにゃくのそぼろ煮

1人分糖質 **7.7g** / **223kcal**

### 材料（2人分）

こんにゃく……1枚（180g）
豚赤身ひき肉……120g
キムチ……60g
ニラ……¼束
A ┌ 水……3/4カップ（150ml）
　│ オイスターソース・酒……各大さじ1
　│ 砂糖……大さじ½
　└ しょうゆ……小さじ1
片栗粉……小さじ1
ごま油……大さじ½

### 作り方

1. こんにゃくは両面に斜めに切り込みを入れて、1.5cm幅に切る。沸騰した湯で3〜5分ゆでてザルに上げる。
2. ニラは3〜4cm長さに切る。
3. フライパンにごま油を熱し、ひき肉を入れてほぐしながら炒める。肉の色が変わってきたらキムチを加えて炒め合わせる。
4. 1のこんにゃくとAを加えて混ぜ、煮立ったら約10分煮る。水小さじ2（分量外）で溶いた片栗粉を加えてとろみをつけ、ニラを加えてさっと火を通す。

**Point**
ひき肉とキムチをごま油で炒めてから煮るのが美味しさのポイント！

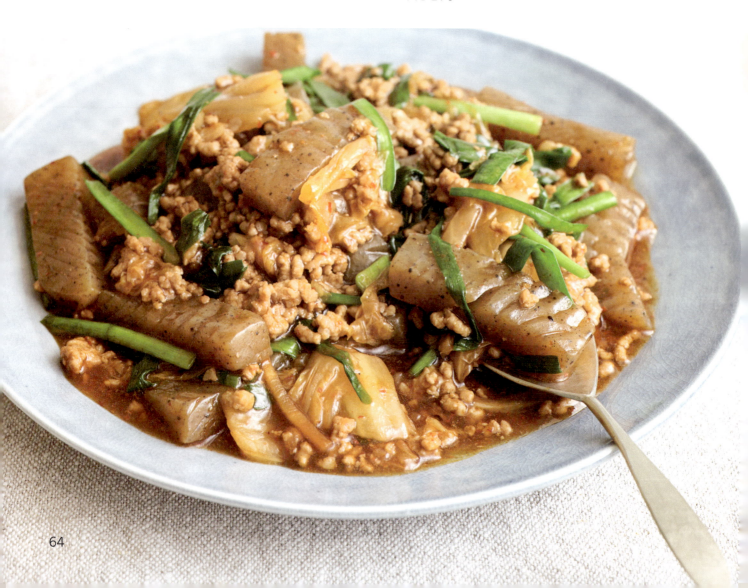

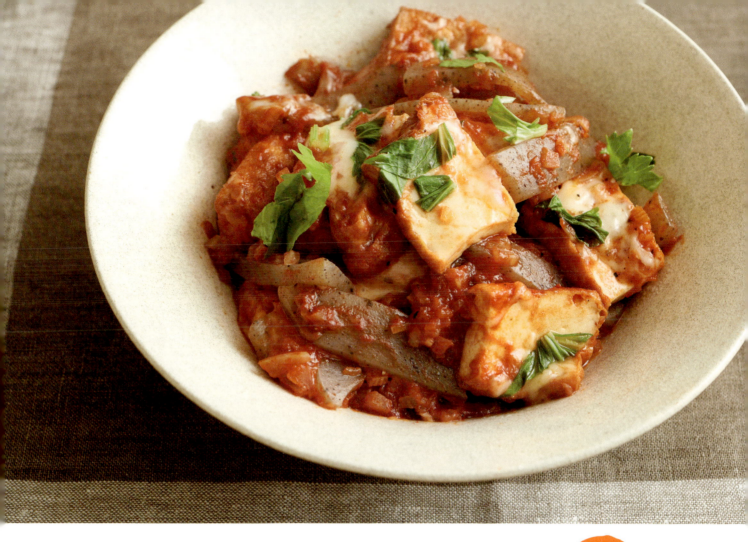

ぷりぷりのこんにゃくとふっくら厚揚げのコラボ
# こんにゃくと厚揚げのトマトチーズ煮

1人分糖質 **6.2g** / **175kcal**

## 材料（2人分）

- こんにゃく……小1枚（150g）
- 厚揚げ……½枚（100g）
- 玉ねぎ……¼個
- セロリ……½本
- A
  - トマトジュース……1パック（200ml）
  - 赤唐辛子……1本
  - コンソメスープの素……小さじ1
- ピザ用チーズ……20g
- 塩・こしょう……各少々
- オリーブ油……大さじ½

## 作り方

1. こんにゃくは5mm厚さの短冊切りにし、沸騰した湯で3〜5分ゆでてザルに上げる。
2. 厚揚げは縦半分に切ってから薄切りにする。玉ねぎはみじん切りにする。セロリはみじん切りにする（葉は仕上げに使う場合は少量取っておく）。
3. 鍋にオリーブ油と玉ねぎ、セロリを入れてツヤが出るまで炒める。こんにゃくと厚揚げを入れてさっと炒め混ぜたら、Aを加えて時々かき混ぜながら弱めの中火で煮る。
4. 汁気がほとんどなくなってきたら、ピザ用チーズを加えて軽く混ぜる。塩、こしょうで味を調えてから器に盛り、好みでセロリの葉を散らす。

**Point**
トマトジュースを使って手軽に煮込みを作ります。塩分の入っていない無添加のものを選びましょう。

ほのかなカレーの風味が広がる！

# こんにゃくとズッキーニのエスニック炒め

1人分糖質 **4.5g** / **189kcal**

### 材料（2人分）

- こんにゃく……120g
- ズッキーニ……1本
- にんにく……1片
- 豚こま切れ肉……120g
- 赤唐辛子（輪切り）……1本分
- A [ カレー粉・みりん……各小さじ1 / ナンプラー……大さじ1 ]
- カットレモン……適宜
- サラダ油……小さじ1

### 作り方

1. こんにゃくは縦半分に切ってから薄切りにし、沸騰した湯で3～5分ゆでてザルに上げる。
2. ズッキーニは縦半分に切ってから、斜め薄切りにする。にんにくはみじん切りにする。
3. フライパンにこんにゃくを入れ、水分がしっかりとぶまで炒める。サラダ油とにんにくを入れてさっと炒め、豚肉を加えてほぐしながら炒める。
4. 肉の色が変わってきたら、赤唐辛子とズッキーニを加えて炒める。Aを加えてさらに炒め合わせ、汁けがなくなったら火を止める。器に盛り、カットレモンを添える。

**Point**
レモンは好みで絞って酸味をプラス。暑いときにもぴったりの爽やかな炒め物です。

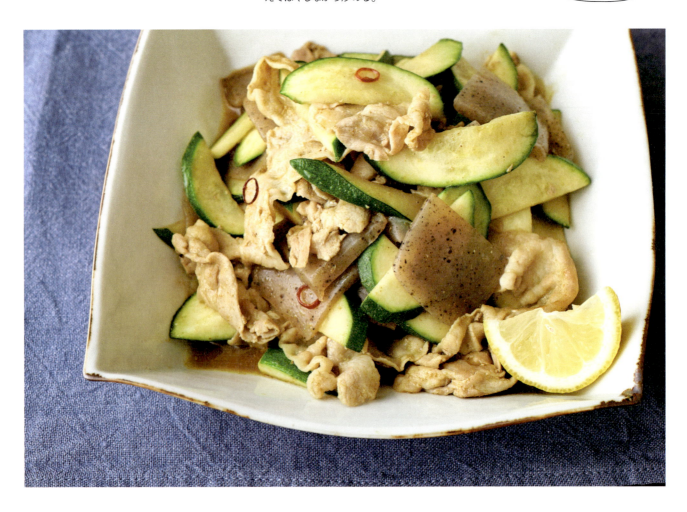

## PART 4

### どんどん美味しくなる！
# こんにゃくのつくりおき

忙しい毎日の中、冷蔵庫にひとつあったらうれしい作りおき。「あと、もう一品！」という時に助かるだけでなく、注目したいのは味。Part4では、作ってから時間を置くことで、味がなじんで美味しくなるレシピを集めました。

メキシカン風の味付け

# チリビーンズこんにゃく

1人分糖質 **8.5**g / **174**kcal

冷蔵 5日

## 材料（3〜4人分）

- こんにゃく……小1枚（150g）
- ミックスビーンズ……100g
- 玉ねぎ……1/3個
- にんにく……1片
- 牛ひき肉……150g
- A
  - トマト水煮缶（カットタイプ）……200g
  - 水……1/2カップ（100ml）
  - コンソメスープの素……小さじ1
  - ウスターソース……小さじ2
- B
  - チリパウダー・塩……各小さじ1/2
  - クミンパウダー・こしょう……各少々
- オリーブ油……大さじ1/2

## 作り方

1. こんにゃくは1cm角に切り、沸騰した湯で3〜5分ゆでてザルに上げる。
2. 玉ねぎとにんにくはみじん切りにする。
3. 鍋にオリーブ油と玉ねぎとニンニクを入れて中火で炒める。玉ねぎが透き通ってきたら、ひき肉を加えてほぐしながら炒める。肉の色が変わったら、1を加えてさっと炒め混ぜる。
4. ミックスビーンズとAを加え、煮立ったら弱火にする。時々混ぜながら汁けがなくなるまで煮て、Bで味を調える。

**Point**
こんにゃくは豆と同じ大きさに切ることで味がよくなじみます。ご飯にのっけてメキシカン風ライスにしても。

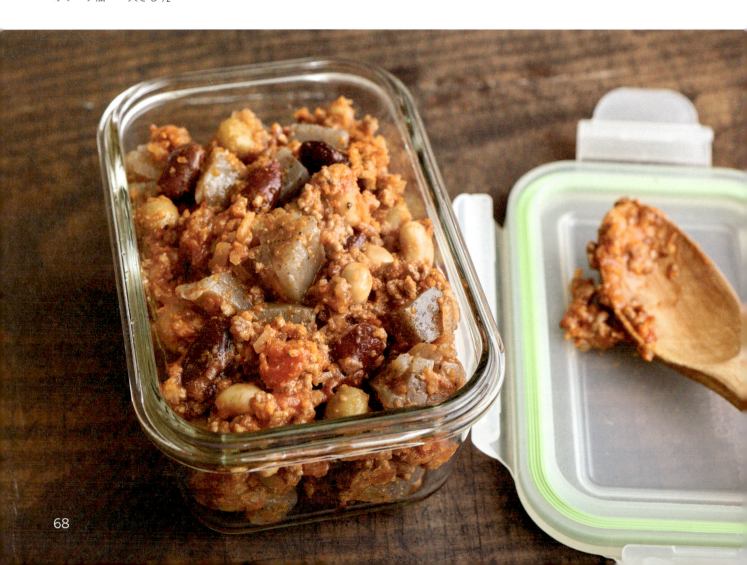

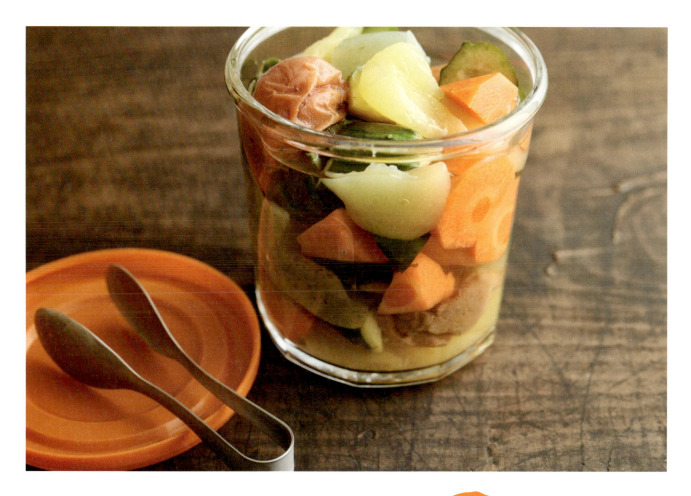

口直しにぴったり！
# こんにゃくの梅ピクルス

1人分糖質 **4.0**g　**26**kcal

冷蔵 1週間

### 材料（3〜4人分）

刺し身こんにゃく（ゆず風味）
　……1枚（120g）
にんじん……½本
きゅうり……1本
梅干し……2個

〈ピクルス液〉
　　酢・白ワイン……各¼カップ（50ml）
　　水……½カップ（100ml）
　　砂糖……大さじ1½
　　塩……小さじ½

### 作り方

1. 刺し身こんにゃくはさっと水洗いし、キッチンペーパーで挟んで水けをしっかりと取り、薄切りにする。
2. にんじんときゅうりは乱切りにする。
3. 小鍋にピクルス液の材料を入れ、中火にかける。煮立ったら、2のにんじんと梅干しを入れて2分ほど煮る。火を止め、刺し身こんにゃくを加えて粗熱を取る。
4. 保存容器にきゅうりを入れ、3を加えてざっと混ぜる。密閉して冷蔵庫で保存する。

**Point**
ピクルス液は一度煮立ててからこんにゃくなどの材料を加えます。水分が多すぎない野菜であれば、どんなものでもOKです。

たっぷり根菜を加えて
# 鶏手羽中とこんにゃくの煮物

1人分糖質 **15.8g** / **255 kcal**

冷蔵 4〜5日

## 材料（3〜4人分）

- こんにゃく……1枚（180g）
- 鶏手羽中……12本
- しょうゆ……小さじ1
- たけのこ（水煮）……½本（100g）
- にんじん……½本（100g）
- しょうが……1かけ
- A
  - 水……1⅓カップ（約270ml）
  - 酒……大さじ2
  - 砂糖……大さじ1½
  - みりん……大さじ½
  - しょうゆ……大さじ2
- ごま油……大さじ½

## 作り方

1. こんにゃくは両面に斜めに切り込みを入れて棒状に切り、沸騰した湯で3〜5分ゆでてザルに上げる。
2. 鶏手羽中はしょうゆをもみ込む。たけのことにんじんは拍子木切りにする。しょうがはみじん切りにする。
3. 鍋にごま油としょうがを入れて弱火にかけ、香りが立ったら2の鶏手羽中を皮目を下にして並べ、中火にして全体に焼き目をつける。
4. たけのこ、にんじん、こんにゃくを入れてさっと炒め、Aを加えて混ぜる。
5. 煮立ったら落としぶたをし、弱火にして10分煮る。
6. 落としぶたを取り、全体を混ぜながら汁気がほぼなくなる程度まで煮る。

**Point** 時間をおくとより味がしみ込んで美味しくなるので、作り置きにぴったり。お弁当にも◎。

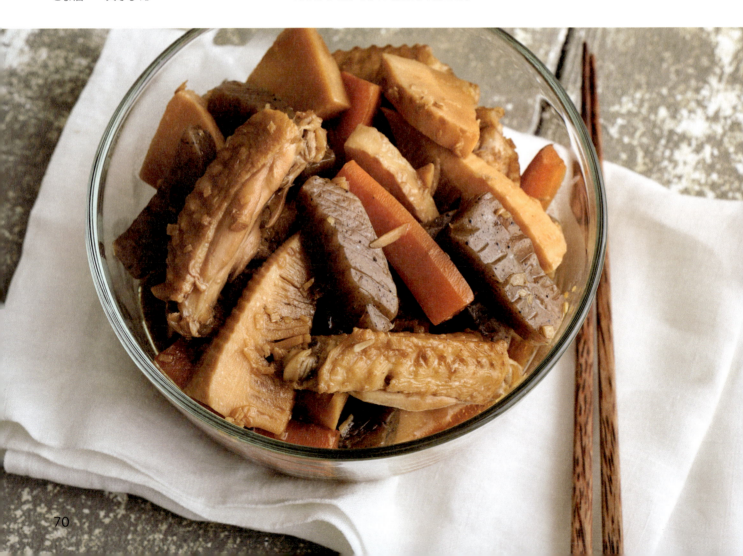

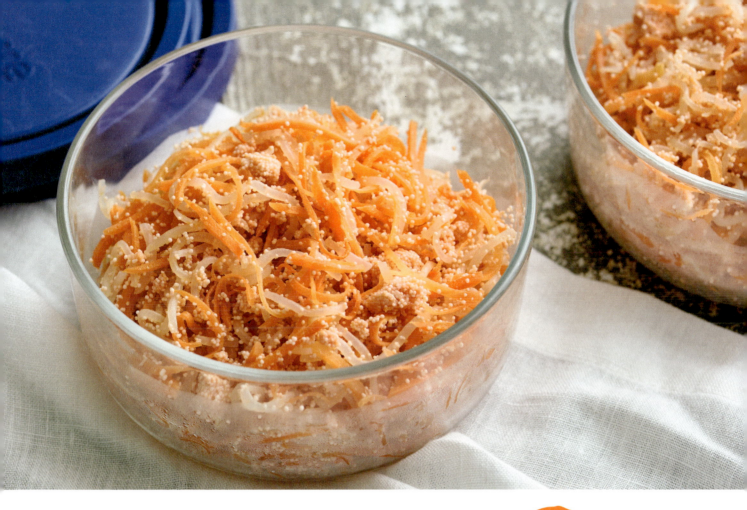

彩り抜群の華やぎおかず

## しらたきのたらこ炒め

1人分糖質 2.3g　59kcal

冷蔵 4日

**材料（3〜4人分）**

しらたき……大1袋（200g）
にんじん……小1本（120g）
たらこ……1腹（80g）
酒……小さじ2
しょうゆ……小さじ1
ごま油……大さじ½

Point
ごま油を使用し、風味豊かに仕上げます。

**作り方**

1. しらたきは沸騰した湯で3〜5分ゆでてザルに上げる。粗熱が取れたら、キッチンペーパーで挟んで水けをしっかりと取り、食べやすい長さに切る。
2. にんじんはせん切りにする。たらこは皮に切り目を入れ、中身をしごき出す。
3. フライパンにごま油を熱し、しらたきを入れて炒める。水けがなくなるまでしっかり炒めたら、にんじんを加えてさらに炒める。しんなりしたら、たらこを加えてほぐしながら炒め、酒としょうゆをふって炒め合わせる。

## 沖縄でおなじみのつくりおき
# クーブイリチー

1人分糖質 **5.2g** / **111 kcal**

冷蔵 4〜5日

### 材料（3〜4人分）

- しらたき……½袋（120g）
- 切り昆布……60g
- にんじん……⅓本
- 豚切り落とし肉……100g
- A
  - 赤唐辛子（輪切り）……1本分
  - 水……¾カップ（150ml）
  - 酒……大さじ1
  - 砂糖……大さじ1
  - しょうゆ……大さじ1½
- ごま油……大さじ1

### 作り方

1. しらたきは沸騰した湯で3〜5分ゆでてザルに上げる。粗熱が取れたら、キッチンペーパーで挟んで水けをしっかりと取り、食べやすい長さに切る。
2. 昆布は食べやすい長さに切る。にんじんは4cm長さの細切りにする。豚肉はひと口大に切る。
3. 鍋にしらたきを入れて水分がしっかりとぶまで炒めたら取り出す。同じフライパンにごま油を入れて中火にし、豚肉と昆布を加えてほぐしながら炒める。肉の色が変わってきたら、にんじんを加えてさっと炒め混ぜる。
4. Aとしらたきを加えて弱めの中火にして煮立て、煮汁がほとんどなくなるまで、時々混ぜながら炒め煮にする。

**Point**
切り昆布は生のものを使用しています。乾物を使用する場合は、水に10〜15分浸して戻しておきます。

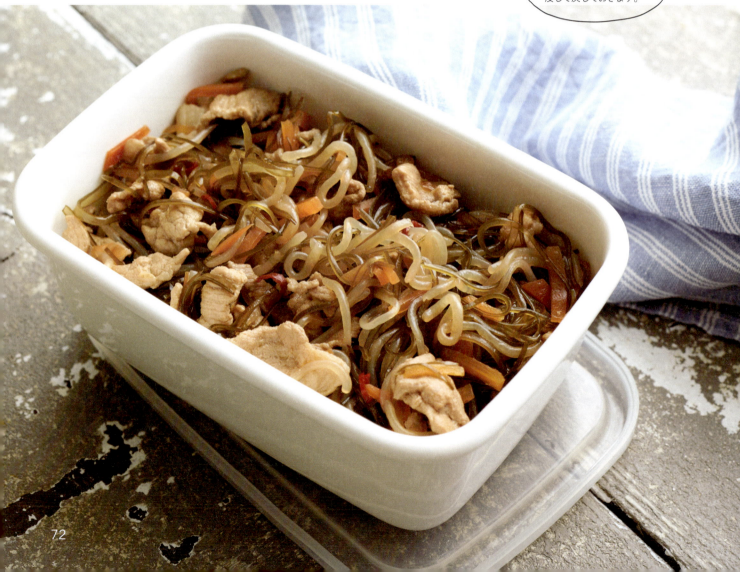

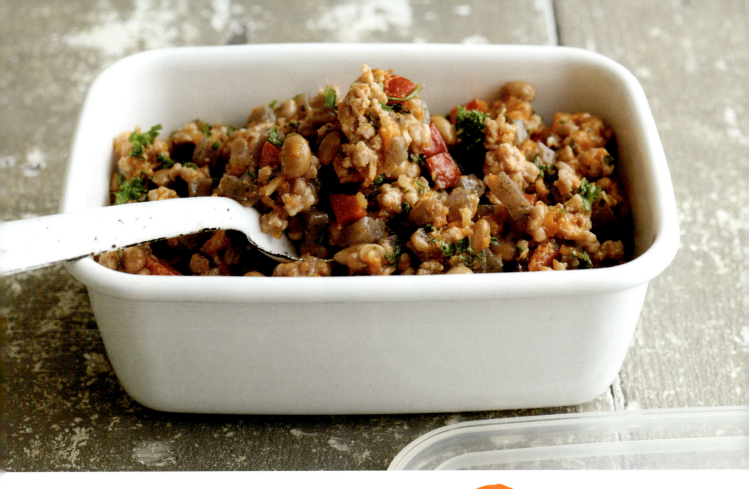

ピリッと辛くてご飯が進む！
## こんにゃくそぼろ納豆

1人分糖質 **4.2**g / **151** kcal

冷蔵 4〜5日

### 材料（3〜4人分）

- こんにゃく……小1枚（150g）
- 豚ひき肉……120g
- 納豆……1パック（50g）
- 赤パプリカ……1/2個
- しょうが……1片
- 豆板醤……小さじ1
- A［酒……大さじ2
  めんつゆ（3倍濃縮）……大さじ2 1/2］
- 塩・こしょう……各少々
- パセリ（みじん切り）……1枝分
- ごま油……大さじ1

### 作り方

1. こんにゃくは5mm角に切り、沸騰した湯で3〜5分ゆでてザルに上げる。
2. パプリカは5mm角に切り、しょうがはみじん切りにする。
3. フライパンにこんにゃくを入れて炒める。水分がしっかりとんだら、ごま油を加えてひき肉と豆板醤、しょうがを中火で炒める。肉の色が変わったら、パプリカを加えて全体がなじむまで1〜2分炒め合わせる。
4. 納豆を加えて混ぜ、さらにAを加えて汁気がなくなるまで炒める。塩、こしょうを加えて味を調え、パセリを加えてさっと炒める。

**Point**
肉、野菜、こんにゃくが一度に手軽に食べられます。朝ごはんのおともにおすすめ。

牛肉の旨味がしみしみ
## 糸こんのしぐれ煮

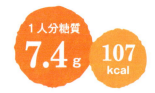
1人分糖質 7.4g / 107kcal

冷蔵 4〜5日

### 材料（3〜4人分）

糸こんにゃく……1袋（180g）
牛切り落とし肉……140g
ごぼう……½本（100g）
しょうが……1片
A［ しょうゆ・酒……各大さじ2
　　みりん……小さじ2
　　砂糖……大さじ1
　　水……½カップ（100ml） ］

### 作り方

1 糸こんにゃくは沸騰した湯で3〜5分ゆでてザルに上げる。粗熱が取れたら、キッチンペーパーで挟んで水けをしっかりと取り、食べやすい長さに切る。
2 ごぼうはよく洗ってささがきにし、しょうがはせん切りにする。
3 鍋にAを入れて強火にかけ、煮立ったら中火にし、ごぼうとしょうが、こんにゃくを加えて煮詰める。
4 牛肉を加えたら弱めの中火にし、時々混ぜながら汁けがなくなるまで煮る。

**Point** ごぼうはよく洗って皮付きのまま、ささがきにします。

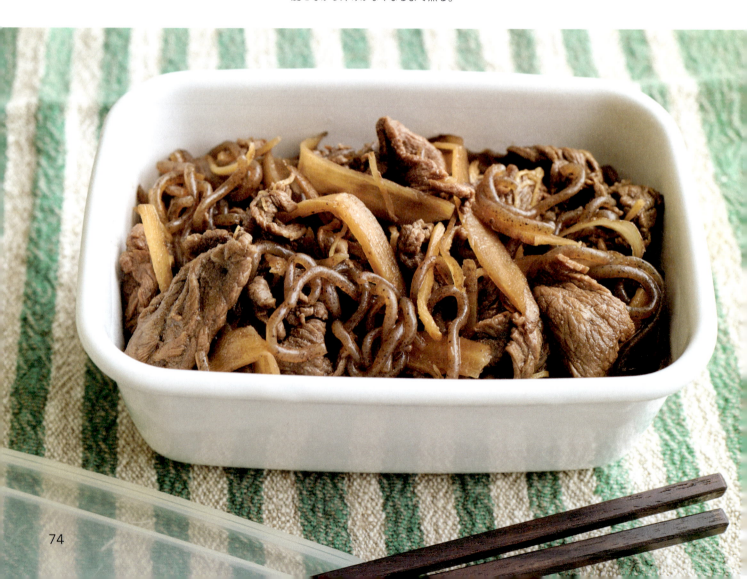

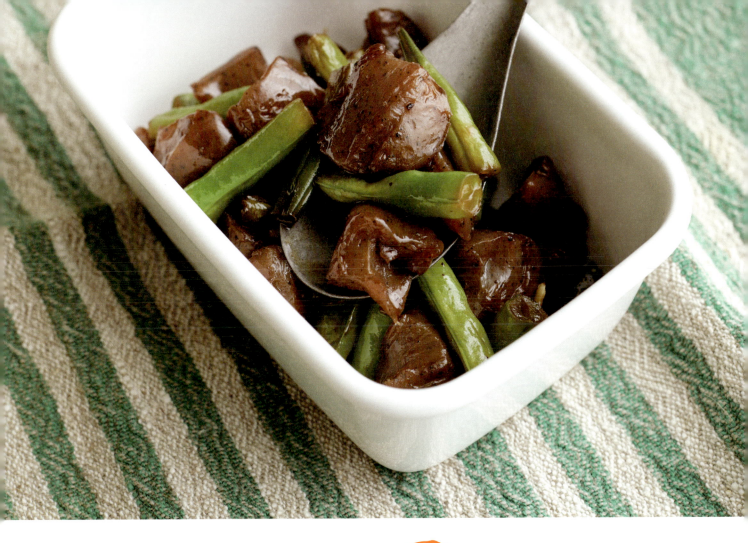

## 濃いめの味付けでおつまみにも
# ピリ辛こんにゃく

1人分糖質 **2.1**g　**41**kcal

冷蔵 5～6日

### 材料（3～4人分）

こんにゃく……1袋（200g）
さやいんげん……8本
A ┃ しょうゆ……小さじ4
　 ┃ 酒……大さじ1
　 ┃ 砂糖……小さじ1
　 ┃ 水……大さじ1
　 ┃ ラー油……小さじ1/2～1
ごま油……大さじ1/2

### 作り方

1. こんにゃくはスプーンで2cm角大程度にちぎり、沸騰した湯で3～5分ゆでてザルに上げる。
2. さやいんげんは2cm長さに切る。
3. 鍋にごま油を熱し、こんにゃくを入れて完全に水分をとばすようにして炒める。
4. Aとさやいんげんを加えて汁けがなくなるまで炒め煮にする。

**Point**　ここでは、こんにゃくの水分をしっかりとばすのがポイント。バリバリと音がするまでしっかりと炒めます。

# 夏野菜に食感をプラス！
## ラタトゥイユ

1人分糖質 **6.1g** / **122kcal**

冷蔵 4〜5日

### 材料（3〜4人分）

- 生芋こんにゃく……1袋（200g）
- なす……2本
- ズッキーニ……大1本
- 赤パプリカ……1個
- 玉ねぎ……1/4個
- にんにく……1片
- ベーコン……3枚
- トマトピューレ……大さじ4
- A [ 水……1/4カップ（50ml） / コンソメスープの素……小さじ1 ]
- 塩……小さじ1/2
- こしょう・オレガノ（ドライ）……各少々
- オリーブ油……小さじ4

### 作り方

1. 生こんにゃくはひと口大にちぎり、沸騰した湯で3〜5分ゆでてザルに上げる。
2. なすとズッキーニは1cm厚さの輪切りにし、パプリカはひと口大の乱切りにする。玉ねぎとにんにくはみじん切りにし、ベーコンは細切りにする。
3. 鍋にオリーブ油小さじ1を中火で熱し、こんにゃくを入れて炒める。水分がとんでチリチリと音がする程度まで炒めたら、一度取り出す。
4. 同じ鍋をさっとふいて、残りのオリーブ油と玉ねぎとにんにくを入れて弱火にかける。香りが立ったらトマトピューレを入れてなじませ、残りの2と3を加えて上下を返すようにしながら炒める。
5. Aを加えてさっと煮て、塩、こしょうで味を調える。オレガノをふり入れ、時々かき混ぜながら、野菜がやわらかくなるまで約10分蒸し煮にする。ふたを取り、全体にからまるように汁気がなくなるまで炒め煮にする。

### Point
普通のこんにゃくを使う場合は、包丁の背やめん棒で軽くたたいて繊維を壊すと、生芋こんにゃくと似た食感になります。

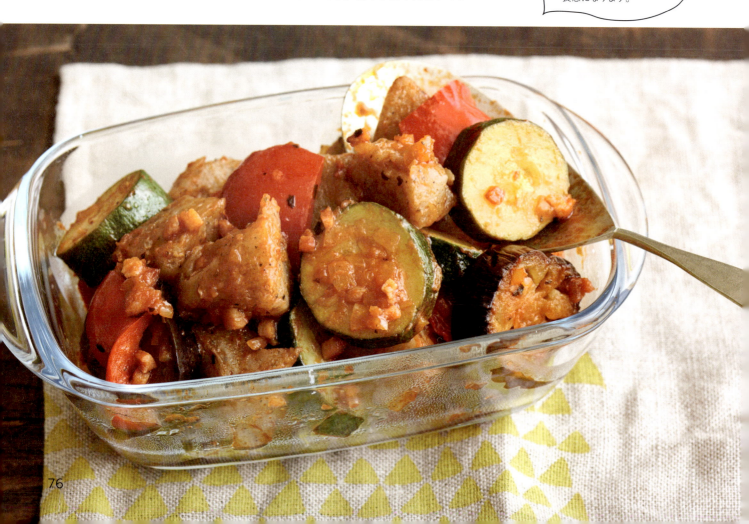

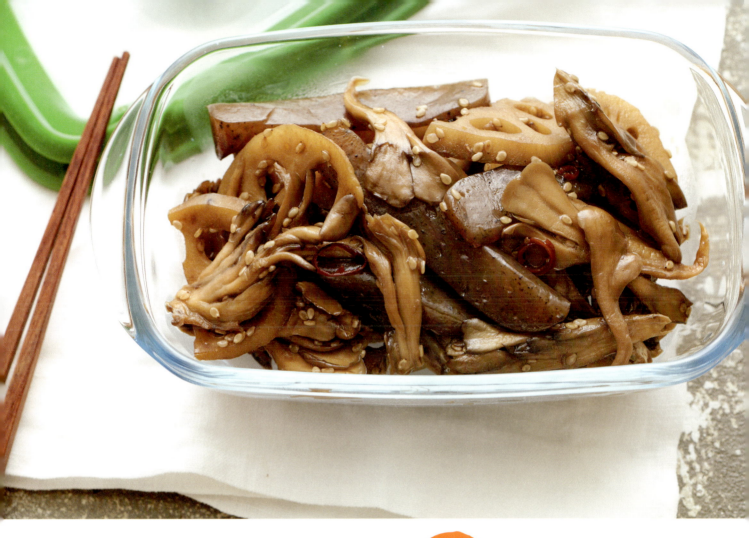

## 根菜ときのこで作る
## こんにゃくきんぴら

1人分糖質 **7.7g** / **70.8kcal**

冷蔵 5〜6日

**Point**
れんこんとまいたけと一緒にこんにゃくを甘辛く炒めます。お弁当おかずにもぴったり。

### 材料（3〜4人分）

- こんにゃく……大1枚（200g）
- れんこん……100g
- まいたけ……1パック
- A
  - だし汁……¼カップ（50ml）
  - しょうゆ……大さじ2
  - 砂糖・みりん……各小さじ2
  - 赤唐辛子（輪切り）……1本分
- 白いりごま……小さじ4
- ごま油……大さじ½

### 作り方

1. こんにゃくは厚みを半分に切ってから細切りにし、沸騰した湯で3〜5分ゆでてザルに上げる。
2. れんこんは薄い半月切りにする。まいたけは小房にほぐす。
3. フライパンにごま油を中火で熱し、こんにゃくを入れてチリチリと音がして水分がとぶまで炒める。れんこんも加えてサッと炒めたら、まいたけとAを加えて汁けがなくなるまで炒め煮にし、白ごまを混ぜる。

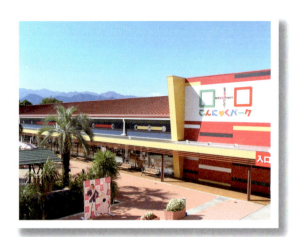
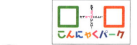

\ 300万人が訪れた！／ 大人気の「こんにゃくパーク」ってどんなところ？

 味わう

こんにゃく料理が無料バイキングで食べ放題!!

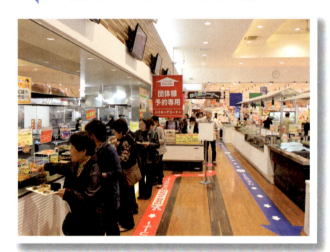

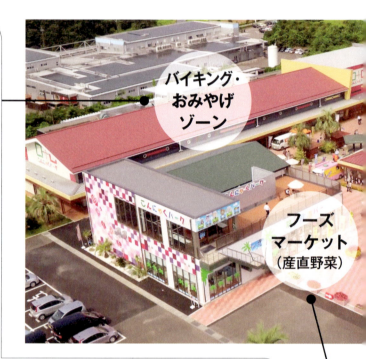

バイキング・おみやげゾーン

フーズマーケット（産直野菜）

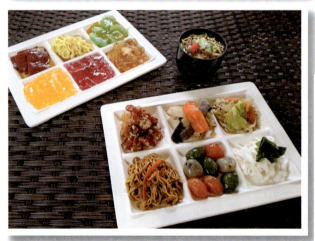

品揃え充実のおみやげコーナー！

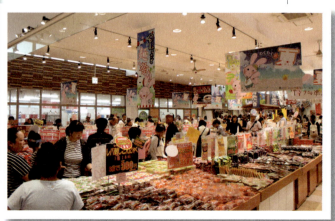

バリエーション豊かな
5つの足湯が楽しめます。

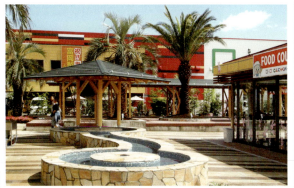

**見る** 実際に「こんにゃくの
製造ライン」が見学できます。

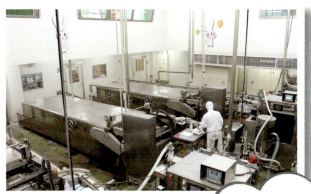

パネルをみながら
こんにゃくの
歴史と雑学も学べる！

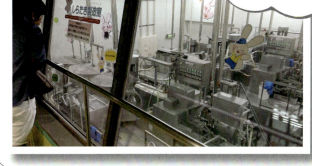

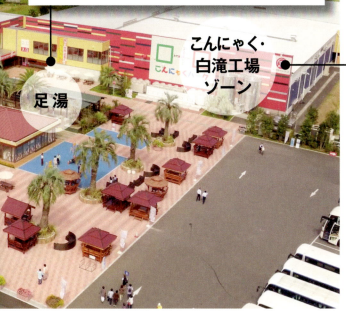

足湯

こんにゃく・
白滝工場
ゾーン

新鮮野菜と果物の
フーズマーケット

採れたて
おいしい！

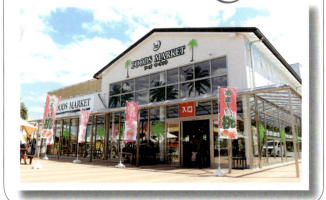

## ◉こんにゃくパークの見学について◉

富岡製糸場から車で約15分!!

開館時間／9:00〜18:00（最終受付 17:00）
※メンテナンスのため臨時休業させていただく場合がございます。（事前にご確認ください。）

- 団体様の場合は電話にてご相談ください。
- 団体バスでご予約のお客様は、事前のご予約をお願いいたします。

●アクセスマップ

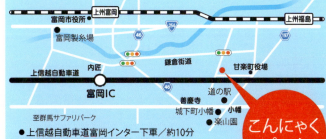

こんにゃく
パーク

- 上信越自動車道富岡インター下車／約10分
- JR新幹線高崎駅下車（東口）／車で約30分
- 上信電鉄上州福島駅下車／車で約10分
- 上信電鉄上州富岡駅下車／車で約15分
- 富岡製糸場／車で約15分

〒370-2202 群馬県甘楽郡甘楽町小幡204-1

お問い合わせ　専用ダイヤル **0274-60-4100**　FAX **0274-67-7717**
www.konnyaku-park.com

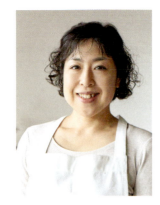

**金丸絵里加**（かなまる・えりか）

管理栄養士・料理研究家
「おいしい」と顔がほころぶような、毎日食べても飽きない「健康的なお家ごはん」を提案。
健康的な食生活のために、栄養価も含めた料理レシピを提案。書籍、雑誌、テレビなどで精力的に活動中。近著に「まな板いらずの絶品レシピ」（家の光）「365日のサラダ」（永岡書店）など多数。

| | |
|---|---|
| デザイン | 富永三紗子 |
| 撮　影 | 豊田朋子 |
| スタイリング | 遠藤文香 |
| ライティング | 長嶺李砂 |
| 料理校閲 | 森 美香子 |
| こんにゃく提供 | 株式会社ヨコオデイリーフーズ |

おいしい！ カラダにいい！
## 糖質 OFF こんにゃく料理レシピ

2018年10月1日
初版第1刷発行

| | |
|---|---|
| 著　者 | 金丸絵里加 |
| 監　修 | こんにゃくパーク |
| 発行者 | 原　雅久 |
| 発行所 | 株式会社朝日出版社 |

〒101-0065 東京都千代田区西神田 3-3-5
電話 03-3263-3321
http://www.asahipress.com/

印刷・製本　大日本印刷株式会社

©Kanamaru Erika 2018 Printed in Japan
ISBN 978-4-255-01080-9
乱丁、落丁はお取り替えいたします。
無断で複写複製することは著作権の侵害になります。
定価はカバーに表示してあります。